ツラい女性の足指の痛み・変形はこうして改善する！

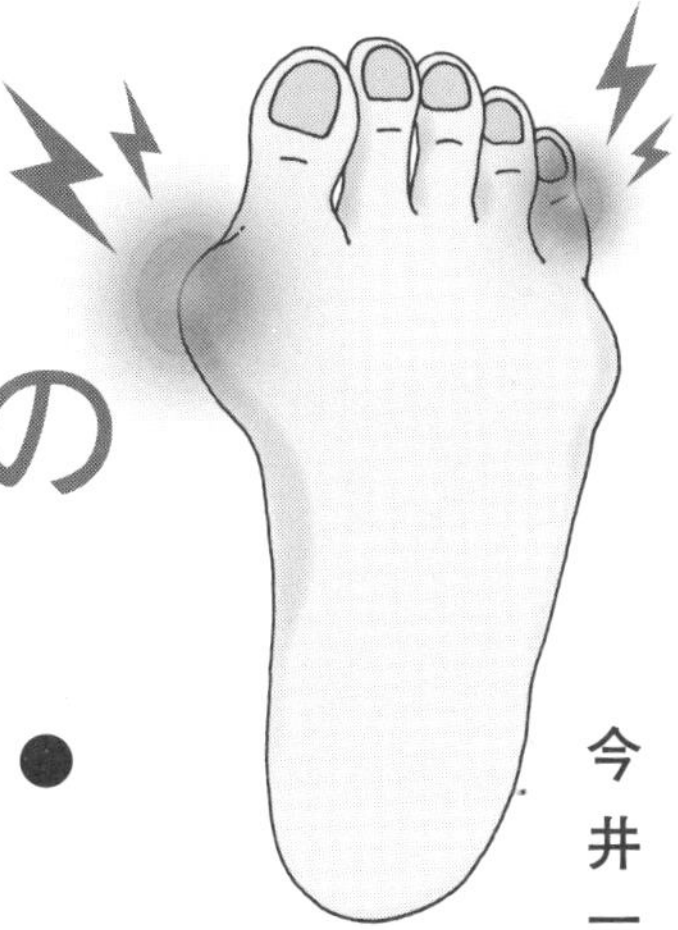

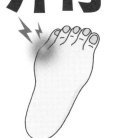

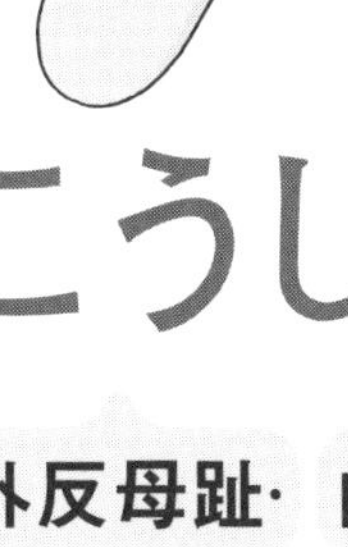

今井一彰
Imai Kazuaki

外反母趾・内反小趾・屈み指・モートン病

PHP

こんな症状ありませんか？

まずはあなたの足の状態をチェックしてみましょう

1 上から見た「足の形」は？

足を上から見たとき、足の指が扇状に開いていて、親指と小指が外側に向いた「末広がり型」が理想です。小指が薬指の方向（内側）に寄っている「三角型」は、やや危険な黄色信号の状態です。親指も小指も内側に寄っている「棺桶型」は、すでに危険といえます。将来歩けなくなる恐れがあるので、対策が必要です。

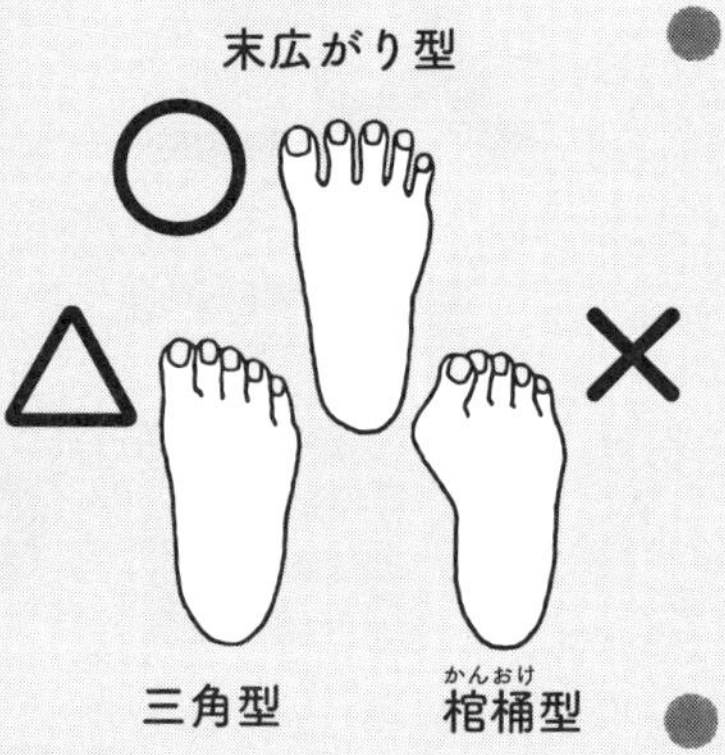

2 「土踏まず」はありますか？

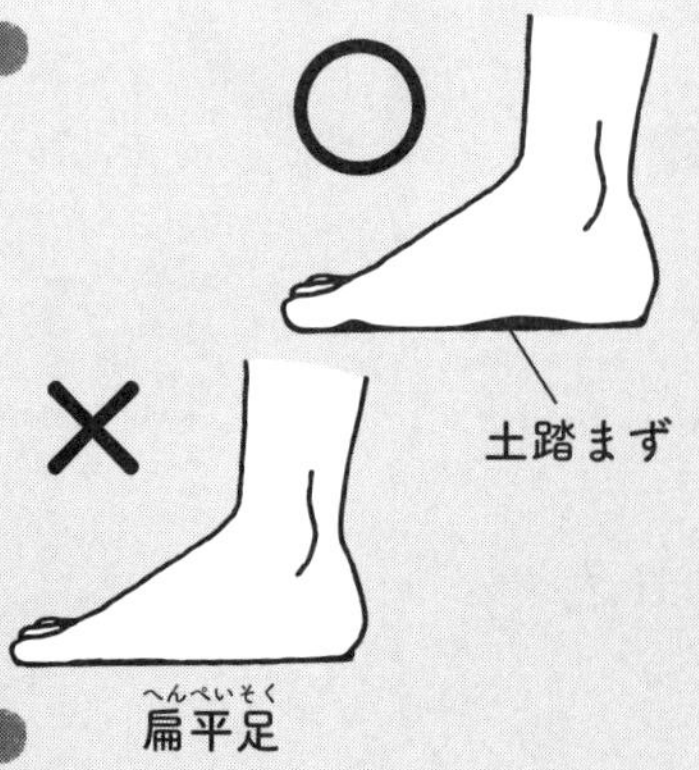

クッションの役目を果たす土踏まずのアーチがない「扁平足」だと、歩行時に足の裏で着地のショックを吸収できず、ひざや太ももの付け根、腰などに負担がかかります。

3

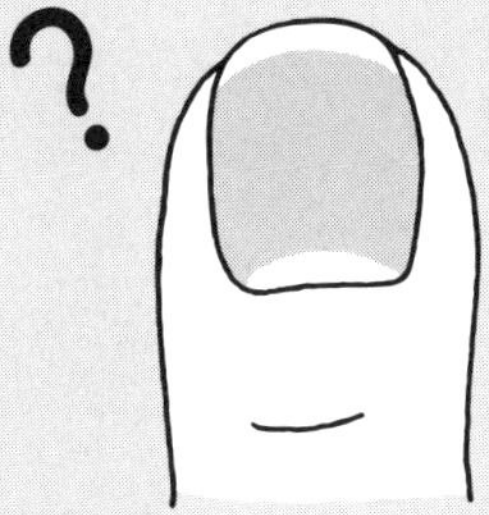

「足の爪」の状態は？

足の爪が内側に巻き込んでいたり、黒や白に変色していたり、爪が分厚くなっていたり、爪に白い縦の筋が入っていたりすると、靴などで足指が圧迫されている可能性があります。

4

「むくみ」はありますか？

足のトラブルが原因でむくみが出ることがあります。むくんだ足は全体的に赤みがかっていて、足の甲を指で軽く押したとき、その部分が白く変色します。

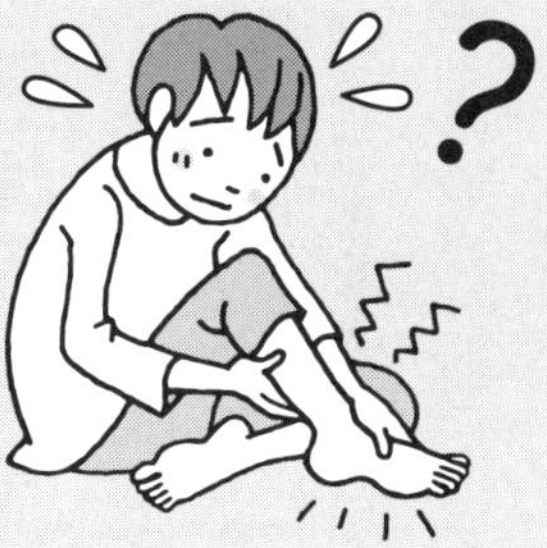

5

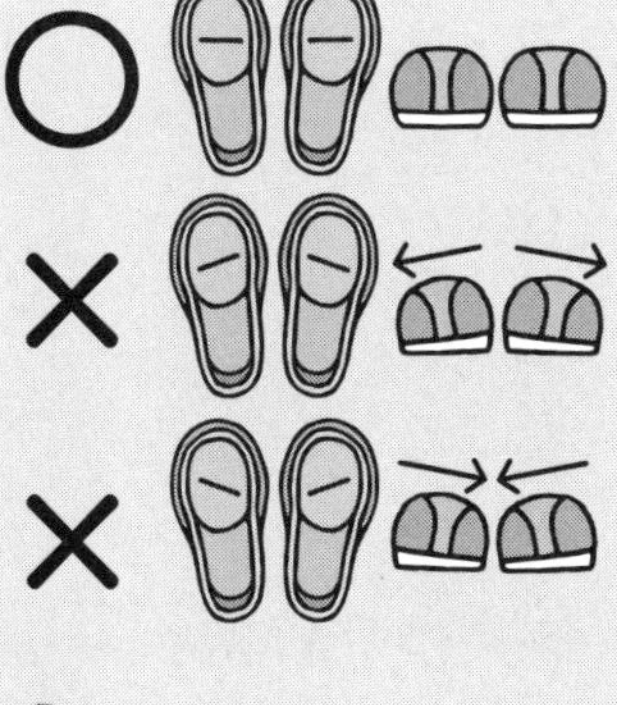

靴のしわや、かかとの減り方は？

靴底が左右均等に減り、足の甲側のしわが横方向にまっすぐ入っていればOK。靴底の外側が減り、足の甲側のしわが「ハの字」の場合、「O脚《オーきゃく》」「外反母趾《がいはんぼし》」「内反小趾《ないはんしょうし》（足の小指が内側に曲がること）」の可能性があります。靴底の内側が減り、足の甲側のしわが「Vの字」に入っていたら、内股でX脚《エックスきゃく》と判断できます。

そのほか、足裏にタコやウオノメ、角質が分厚くなっているところがあると、足と靴がフィットしていない可能性があります。

はじめに

超高齢社会である日本では、何歳になってても元気ではつらつと人生を楽しんでいる方がたくさんいます。その方々の多くに共通するのが「下半身の筋力を保っていること」ではないでしょうか。自分の足でどこまでも自由に歩けることは、生涯現役であり続けられる一つの目安といえるかもしれません。

足腰の働きを長く保つ要として、私が着目しているのは「足の指」です。

私は、学生時代にバレーボールをしている最中にケガをして、両ひざを手術したことがあります。以来、頭の片隅にはずっと「足の健康の大切さ」「靴選びの重要性」といったキーワードがありました。内科医になってからもそれは変わらず、子どもの靴選びにも気をつけていたのですが、医師として経験を積みながら学んでいくうちに、**「足の指の変形」が、人間の健康を大きく損ねている**ことに気づいたのです。

そうして研究を重ねて考案したのが、曲がってしまった足の指をまっすぐに伸ばすためのストレッチです。

どなたでもできるとても簡単な体操で、実際にクリニックでもこれまでたくさんの成果を上げています。足に合った靴選び、5本指靴下の着用、筋力を高めるエクササイズなどと併せて行うことで、足指のトラブルだけでなく、ひざや腰の痛みや長年のねこ背なども改善できる画期的なケアといえるでしょう。

腰が曲がっていた90代の女性がまっすぐに立てるようになったり、O脚が改善したり、できなかった正座ができるようになったり、姿勢がしゃんとして驚くほど若々しさを取り戻したり、幅広い年代の多くの患者さんに喜んでいただいています。

足指は目立たないながら、健康な体を保つうえで非常に重要な役割を果たしていることを、知ってほしいと思います。足の指に対する問題意識の低さが原因で、根本的に解決していない健康問題が多数あるといっても、過言ではありません。

これまで仕方がないと諦めていた足指の変形や痛みに目を向けて、今日からぜひ、自宅でできる改善策に取り組んでみてください。いくつになっても、明るく日々を楽しめる元気な足腰を手に入れましょう。

みらいクリニック院長　今井一彰

外反母趾・内反小趾・屈み指・モートン病
ツラい女性の足指の痛み・変形はこうして改善する！　もくじ

3章 足の変形・痛みを改善するセルフケア・トレーニング

4章　足指から始まる　全身の健康を守る生活習慣

1章

放っておくと怖い足指の痛みやしびれと変形

足の「しびれ」や「痛み」のとらえ方

放っておくと危険な症状、しびれや痛みをともなわない症状

足のトラブルは、放っておくと「歩行できるかどうか」という大きな問題につながってしまいます。**足に痛み・しびれがある方はもちろん、「日常生活に支障はないけれども、足指が変形している」という方にこそ、早めの対策を取っていただきたいのです。**

この本では、特に「足と足指」のトラブルに着目し、影響を及ぼすほかの体の部位についても触れながら、悩みをご家庭で改善していく方法を紹介します。

まず、足に感じるしびれや痛みについて、知っておいてほしいことがあります。

足にしびれが起きると、多くの人は「どこかの神経がおかしくなったのではない

か?」と考えがちです。ところが病院でCTを撮ったりMRIを撮ったりしても、どこにも悪いところが見つからず、原因をつきとめられないことがあります。

長時間正座をして、足がしびれた経験のある人は多いのではないでしょうか。あるいは体が冷えた状態で熱いお風呂に入ったときにも、体がジーンとしびれることがあります。これらはいずれも**「血流」が原因となって起こるしびれ**です。つまり、体に何も異常がなくても、しびれが発生することがあるのです。「しびれ=神経の異常」と直結させて考えるのは、少々早合点の場合があると知っておいてください。

また、足にしびれや痛みが発生しているときは、足以外にも何か問題が起こっていることがほとんどです。多くの患者さんが、ひざや腰の痛み、さらには肩こりや頭痛など、さまざまな症状を抱えています。そしてその原因を探ると、実は「足の変形(外反母趾《がいはんぼし》、内反小趾《ないはんしょうし》、屈《かが》み指、扁平足《へんぺいそく》、開張足《かいちょうそく》など)」にたどり着くことが多いのです。つまり、単に「痛みなどが起こっている場所」だけに着目してもだめなのです。

以上を踏まえて、いくつか症状の例を挙げて考えてみましょう。

歩き始めて最初の10分くらいは平気なのに、20分以上歩き続けるうちに、だんだん足がしびれてくることがあります。ただ歩いているだけでしびれが発生するため、体のどこか、特に神経がおかしくなったのかと思うかもしれません。しかし、20分以上、**長時間歩いて起こるしびれの原因は、体ではなく「靴」である確率が高い**といえます。靴については、あとでくわしく述べますが、私たちの足は、間違った靴を履くことでずいぶん痛めつけられてしまいます。

これに対して、歩き始めてから5分後くらいに下半身全体がしびれ出すのは、「腰《よう》部《ぶ》脊椎管狭窄症《せきちゅうかんきょうさくしょう》」の典型的な症状です。数分の歩行でしびれが起こる場合には、慎重な判断が必要です。

足のしびれとともに、尿の出が悪くなったり、あるいは頻繁に尿意をもよおしたりする場合があります。排尿障害をともなうしびれは、「ヘルニア」などによって膀胱《ぼうこう》の神経に何らかの障害が起きている可能性があります。また、排便がコントロールできなくなる「膀胱直腸障害《ぼうこうちょくちょうしょうがい》」というトラブルもあるので注意が必要です。

また、ほとんどの場合、しびれは「気がつかないうちに、いつの間にか始まっている」ものです。ところが、**始まった瞬間がはっきりと認識できるしびれもあります。**

「いつ、何をしていたときにしびれが始まった」といった具合に、発生日時が明確なしびれの場合、「脳」に何らかの障害が発生している危険性があります。この場合は病院で迅速に治療しなければなりません。

やっかいなのは、異常があるにもかかわらず、特にしびれも痛みも感じない場合です。例えば足の親指の骨が外側に曲がる「外反母趾」は、初期は痛みを感じますが、進行して指が大きく曲がると、皮膚の表面が強くこすれる場合以外は、かえって痛みを感じなくなってしまいます。足の小指が内側に曲がる「内反小趾」も、痛みを感じる人はほとんどいません。

しかしたとえ**痛みがなくても、外反母趾や内反小趾は、長年放置していると歩行に支障をきたすリスクが高まる**ので、早めの対処が必要です。

毎日忙しく過ごしている方や、病院に行くのがおっくうな方は、多少のしびれや痛みがあっても、我慢してそのまま生活されている場合があります。もちろんさほど心配が要らない場合もありますが、痛みをともなわない深刻な足の変形が進んでいる場合もあります。何か異常を感じたら、あるいは見つけたら、まずはお近くの医療機関で診察を受けられることをおすすめします。

足には常に外から力がかかっている

靴下が足指を変形させる

立っているときや歩いているとき、全体重を支えている「足」には、外からさまざまな力がかかっています。そしてその外力を受けて、特に「足の指が日々変形し続けている」ことを、ほとんどの人が意識せずに生活しているのです。

意識していないために、足指は変形したまま放置されています。単に変形するだけで、痛みを感じることが少ないため、危機感が湧かず、それが将来大きな問題につながるともあまり思われていません。**しかし、足指の変形によって、確実に体全体のバランスは崩れ、さまざまなところに不調が起こりやすくなります。**

例えば、私たちはたいてい靴下を着用して過ごしています。女性はストッキングを着用することも多いでしょう。靴下やストッキングの中では、親指と小指がギュッと寄せられ、押さえつけられています。その外力に毎日長時間圧迫され続け、それが何年も何十年も続くことで、足指はどんどん変形し、曲がった状態で固定されてしまうのです。

2章でくわしく説明しますが、親指が外側に曲がる**「外反母趾」**、小指が内側に曲がる**「内反小趾」**などが変形の主な例です。

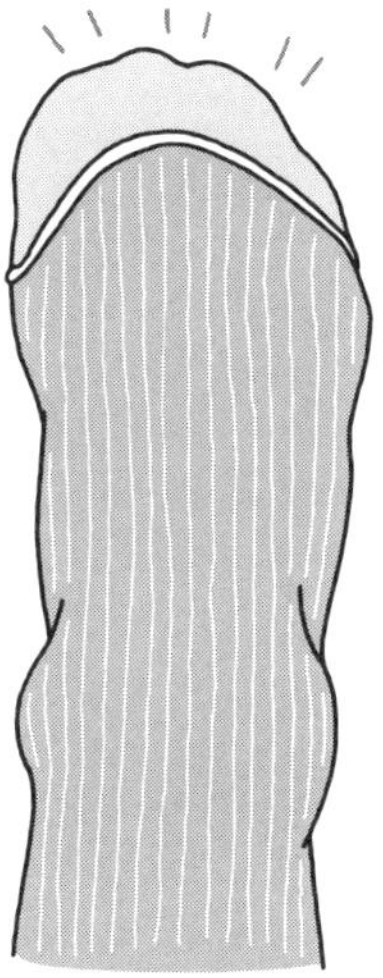

足指を変形させやすい履き物とは

足を変形させるのは靴下やストッキングだけではありません。靴やさまざまな履き物も、足指が変形する原因となっています。

例えば**足を固定できないゆるゆるの靴**を履いていると、靴の中で足が滑ってしまいます。滑ると当然歩きにくいので、それを補うために、靴の中で足指を縮こめて踏ん張ろうとします。これが日常的に続くと、だんだん足指が屈んだままの状態になっていくのです。これは**「屈《かが》み指」**と呼ばれる状態です。

これは大人だけでなく子どもにも当てはまる問題です。成長期の子どもはすぐに足が大きくなるので、少し大きめのサイズの靴を買うことがあります。子どももまた、大きな靴の中で足が滑らないよう、足指を曲げて安定させようとします。そのため子どもの足指も曲がってしまい、曲げたまま歩く「クセ」が定着してしまうのです。サンダルなど、かかとが浮いて脱げやすい履き物も同じです。脱げないように足指をギュッと握るため、足指が屈む原因になります。

やわらかい素材の靴は、履き心地がいいように感じられるかもしれません。しかし、靴自体がグニャグニャと変形することで、足首をしっかりと支えられず、姿勢が不安定になります。体を安定させようとして、足の指を強く曲げてしまいます。

女性が冬によく履いているムートンブーツも同様です。ブーツの中で足が固定されていないため、やはり足指を強く縮こめてしまいます。

もう一つ、スリッパも非常にやっかいな履き物です。サンダルと同様に脱げやすいため、脱げないようにつま先のほうに足を押し込みます。これにより親指と小指が圧迫され、どんどん変形が進んでしまいます。さらに、歩くときは、足指を屈めて踏ん張る必要があります。毎日履けば履くほど変形が進み、毎日長時間、何年も続くことで、足の指がだんだん「曲がったままの形」になってしまいます。

× サンダル

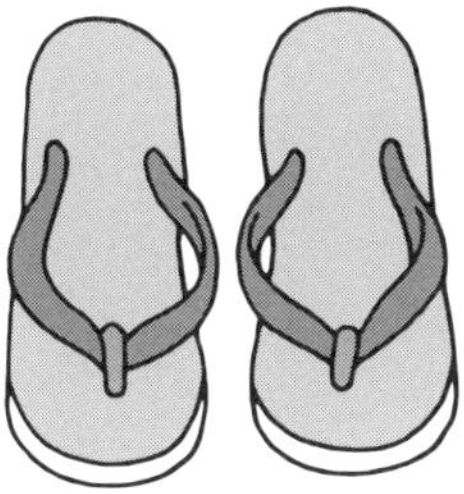

× ムートンブーツ

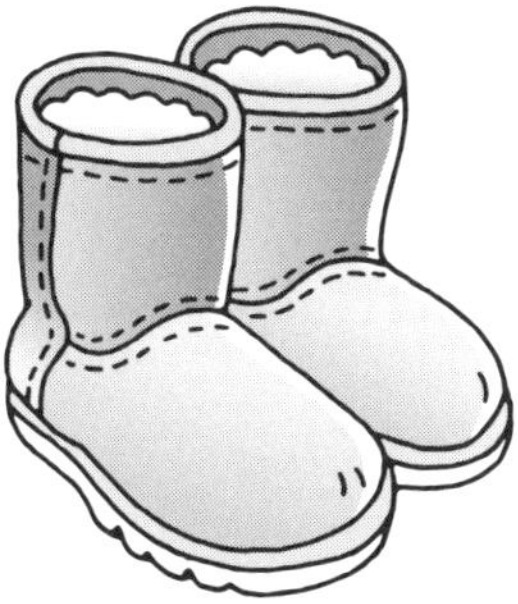

× スリッパ

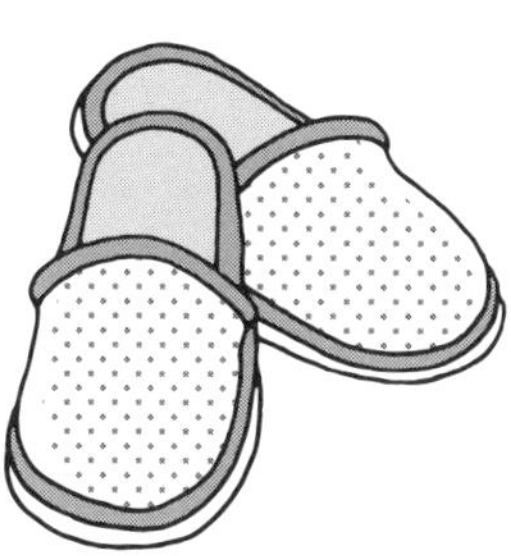

足の構造を理解しておこう

足の小指は体を安定させるストッパー

足指が変形すると、いったいどのような問題につながるのでしょうか？

足は、全身を支える「土台」の役割を果たしています。当然、土台は「接地面積」が広いほど安定感が増します。5本の指が開いて足全体で三角形を維持し、広い接地面積を確保することで、しっかりと踏ん張って全体重を支えられるのです。

ところが、足指を使えていないと、次ページの順序で親指と小指が閉じるように変形していきます。

足の形の理想は、親指と小指が外側に開いた**「末広がり型」**ですが、まず小指が薬指の方向に寄って**「三角型」**になっていきます。そのまま悪化すると、さらに親指も小指も内側に寄って**「棺桶《かんおけ》型」**へと進行します。

足指の変形の進行

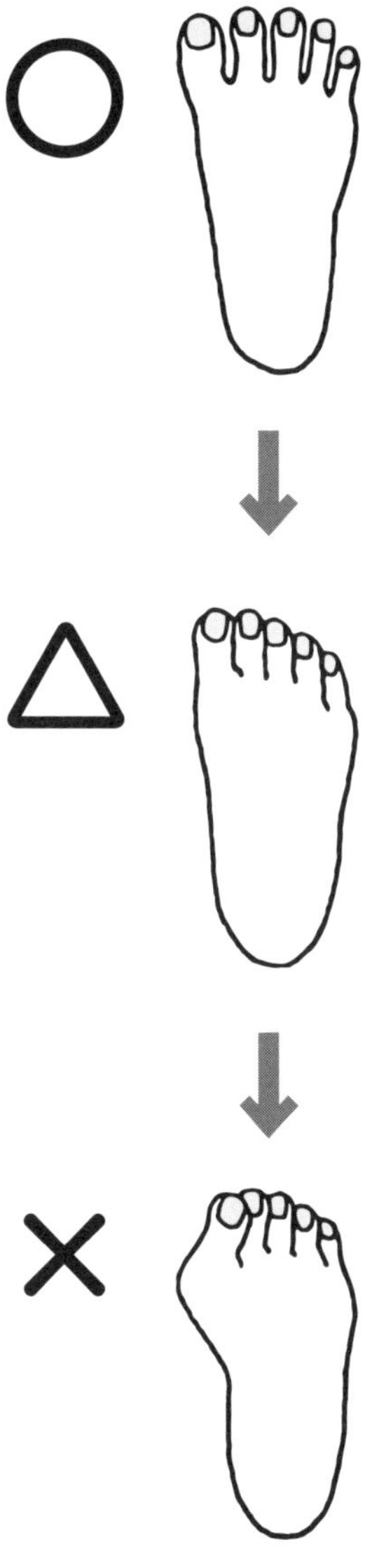

末広がり型

理想の足の形で、親指と小指が外側に開いている

三角型

小指が薬指の方向に寄っている

棺桶型

親指も小指も内側に寄っている

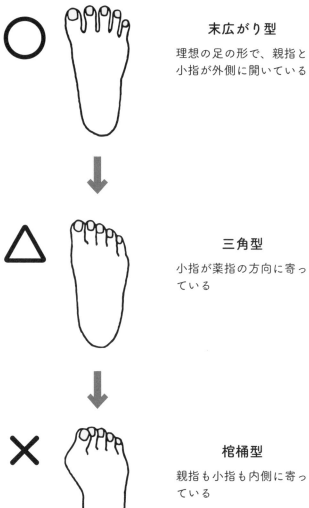

さらに残りの指も屈んで丸まってしまうことで、接地面積がかなり小さくなります。その結果、足の裏全体で踏ん張れなくなるわけです。

中でも体の安定のカギとなるのが「小指」です。足の小指は、体の「左右のぶれ」を止めるストッパーとしての役割を担っています。

体の構造上、足首の関節は内側に傾きやすく、ひざの関節は外側に傾きやすくなっています。その「左右のぶれ」を止めているのが「小指」です。小指が踏ん張ることで、足首の関節もひざの関節もまっすぐに保たれているのです。

小指が内側に曲がって踏ん張りにくくなると、ふくらはぎや太ももをまっすぐに保ちにくくなり、多くの場合「O脚《オーきゃく》」になってしまいます。O脚が進んでいる高齢の方を見かけますが、これは小指の踏ん張りが利かなくなった結果であることが多いものです。

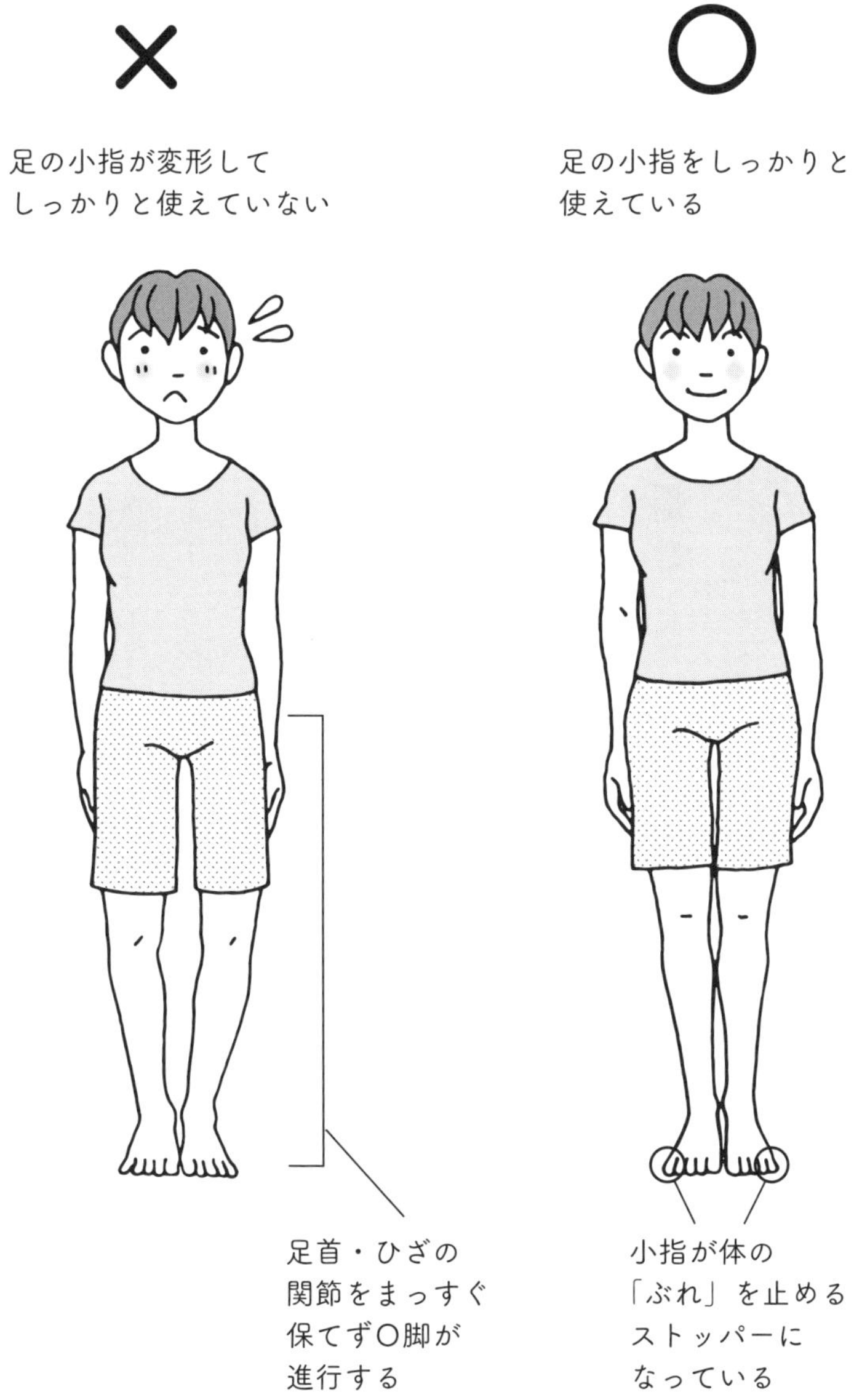
×
足の小指が変形して
しっかりと使えていない
○
足の小指をしっかりと
使えている
足首・ひざの
関節をまっすぐ
保てずO脚が
進行する
小指が体の
「ぶれ」を止める
ストッパーに
なっている

足には3つのアーチがある

左右の「足」は、それぞれ26本の骨で構成され、骨と骨とは強固な靭帯《じんたい》で結ばれて、さらに筋肉で覆われています。これらの骨と靭帯と筋肉で、**「3つのアーチ」**が作られているのが基本の構造です（次ページ参照）。

足の前方、親指の付け根から小指の付け根を結んでいるのが**「前方アーチ」**です。横方向なので「横アーチ」ともいいます。小指の付け根からかかとを結んでいるのが**「外側アーチ」**（または「外側縦アーチ」）です。親指の付け根からかかとを結んでいるのが**「内側アーチ」**（または「内側縦アーチ」）です。内側アーチはいわゆる「土踏まず」のことです。いずれのアーチも「バネ」の役割を果たしています。

前方アーチは「体の左右の揺れ」をコントロールしています。前方アーチが正常に機能することで、歩くときなどに体が左右に揺れにくくなります。

外側アーチは「体をひねる動作」をコントロールしています。外側アーチが正常に機能することで、体をひねったときにふらつきにくくなります。

内側アーチは「体の前後の揺れ」をコントロールしています。内側アーチが正常に機能することで、つまずきにくくなります。

いずれのアーチも、足指がしっかりと接地して踏ん張ることで、それぞれの機能が十分に果たされます。ところが足指が靴下や靴などの影響で内側に曲がったり屈んで丸まったりすることで、だんだん踏ん張りが利かなくなっていくのです。

踏ん張りが利かない状態が続くと、骨を結ぶ靭帯に無理がかかり、靭帯が徐々に伸びて、足のアーチが崩れていきます。すると体全体を支えられなくなり、姿勢が崩れ、負荷のかかる場所に痛みが出るなど、さまざまな問題が生じてしまいます。

足の3つのアーチ

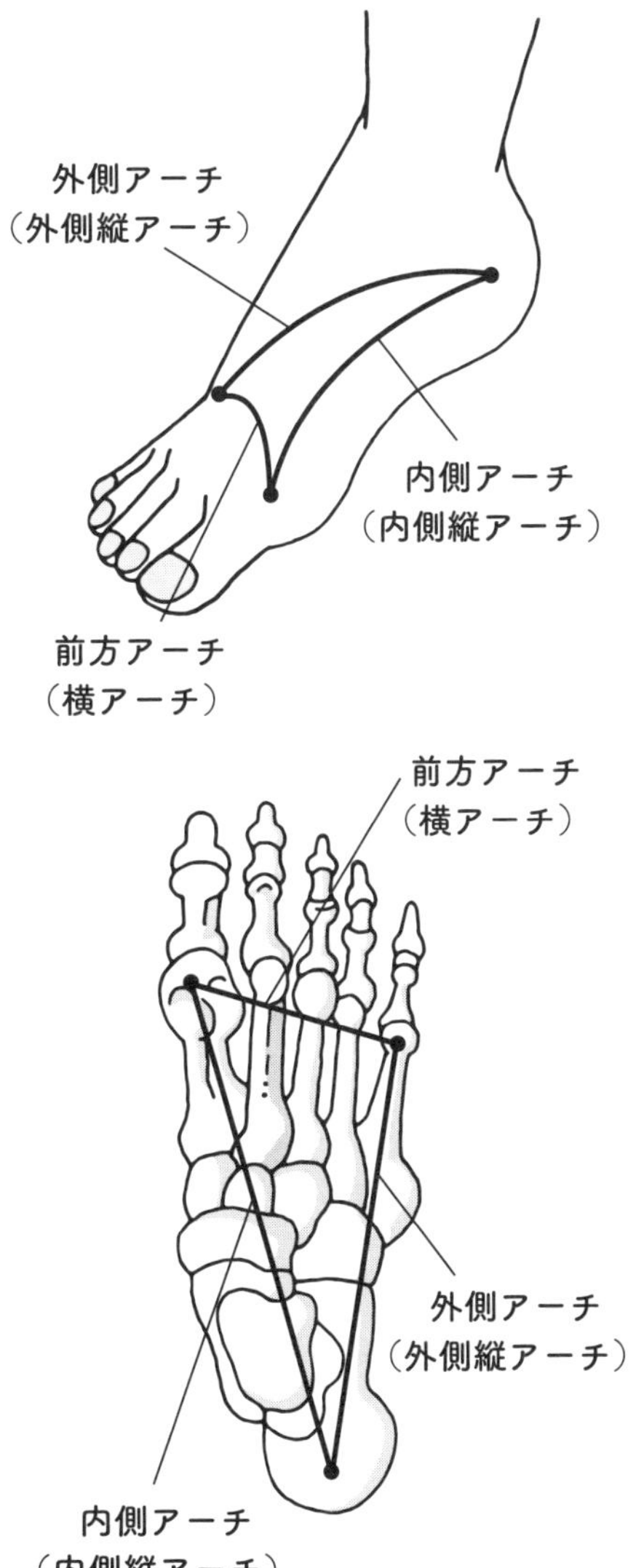
外側アーチ
（外側縦アーチ）
内側アーチ
（内側縦アーチ）
前方アーチ
（横アーチ）
前方アーチ
（横アーチ）
外側アーチ
（外側縦アーチ）
内側アーチ
（内側縦アーチ）

女性に足指のトラブルが多い理由

足指を変形させやすいファッション

足指の変形や、それが原因となるトラブルは、男性よりも女性のほうが発生しやすい傾向にあります。

女性はもともと男性に比べて筋肉量が少なく、骨も細いため、「足に力が加わると変形しやすい」ことが理由の一つです。特に50歳を過ぎると、筋力が衰え、しなやかさも失われていきます。代謝が低下すると体重も増えやすくなり、その分足にかかる負担も増えていきます。女性はもともと足が変形しやすいうえに、50歳以降はさらに変形リスクが高まっていくということです。

また、「ストッキング」を頻繁に着用する機会がある方も多いと思います。ストッキングも、足を変形させる大きな原因なのです。

わかりやすいたとえでいうと、テレビのバラエティー番組などで、タレントさんが頭からストッキングを被り、わざと変な顔になってゲームなどをしているのをご覧になったことはないでしょうか。極端にいえば、ストッキングを着用しているときの足先も、同じように変形させられている、ということです。

ストッキングのように足指に大きなストレスがかかる履き物を着用していると、変形するだけでなく、血行障害につながることもあります。その結果、足の冷えやむくみを引き起こしやすくなってしまいます。

先のとがったハイヒールの靴を長時間履くのも、足にとってはよくありません。ただでさえ変形しやすい足を靴に押し込んで足先に負荷をかけると、指が変形してどんどん「棺桶型」になっていきます。

もちろんおしゃれを楽しんだり、スタイルをよりよく見せたりするためにも、かかとが高い靴を履くことはあると思います。靴の選び方や着用時間に気をつけてうまく付き合っていく方法は、４章でくわしく解説します。

●「かかと重心」が体のバランスを崩す

足が棺桶型になり、足指が屈んで丸まってしまうと、足先で体のバランスを取れなくなってしまいます。すると、重心を後ろに下げ、かかとに体重をかけるようになります。いわゆる**「かかと重心」**の状態です。

「かかと重心」になると、体が後ろに倒れやすくなりますから、転ばないように、上体を前方に屈めるようになります。つまりこれが「ねこ背」になる要因です。

しかしそれでは姿勢が悪いので、今度は上半身を起こして胸を張ろうとする方が多くいます。その結果、お腹を前に突き出し、腰を反らせてしまう「反り腰」になって腰に大きな負担がかかります。

反り腰の女性はたくさんいらっしゃいますが、もともとの原因は「足の指の変形」によってかかと重心になっていることだったのです。

そのまま高齢になると、反り腰の姿勢も取れなくなり、前屈みの姿勢になってしまいます。足指で踏ん張れないことで、O脚も進みます。高齢の女性の腰が曲がり、O脚になってしまうのも、原因は足指の変形です。

ということは、**足指の変形を改善し、足の裏全体で体重を支えられるようになったら、腰の曲がりもO脚も改善する可能性がある**ということです。

改善の実例があります。私のクリニックのスタッフのおばあさまは、80代半ばでひざに人工関節を入れ、杖《つえ》がないと歩けない状態になっていました。そこでそのスタッフは、3章で紹介する足指ストレッチの方法を教えて、矯正用の5本指靴下をプレゼントしたそうです。するとだんだん姿勢がよくなり、どこかに杖を忘れて帰ってくるほど元気に歩けるようになったのです。現在90代になったその女性は、今も杖なしで散歩に出かけたり、家の階段を上ったりしていきいきと毎日を謳歌《おうか》しています。

現在、足腰に何らかのトラブルを抱えている方も、ぜひ希望を持って前向きにケアに取り組んでいただきたいと思います。

かかと重心になると、
ねこ背や反り腰になる

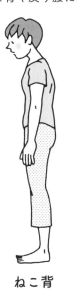

ねこ背

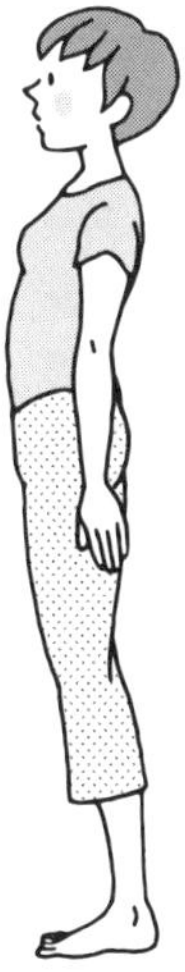

反り腰

痛みの根本原因をたどることが大事

足指とふくらはぎの筋肉はつながっている

足の小指が曲がって踏ん張れなくなることで、かかと重心になり、その影響で腰が曲がったり、反り腰やO脚になったりするように、足指の変形は、体のさまざまな部位に不調をきたします。これをもう少し掘り下げて考えてみましょう。

足の指の筋肉は、足全体の筋肉だけでなく、下腿《かたい》（ひざから足首まで、すねやふくらはぎの部分）の筋肉ともつながっています。そのため足指が変形して動かせなくなると、足全体や下腿にまで影響が及んでしまうのです。

足指の筋肉と、すねやふくらはぎの筋肉がつながっているというのは、少しイメージしにくいかもしれません。例えば手のひらをグッと握りしめると、前腕（ひじから手首までの部分）の筋肉が動いて硬くなるのがわかると思います。足指の筋肉と下腿の筋肉との関係も、これと同様です。

もし足指が変形せず、足指の筋肉がきちんと動いていたら、足指とつながっている土踏まずの筋肉も動くため、足にしっかりとしたアーチが形成されます。

しかし足指が動かないと、連動する土踏まずの筋肉も動かなくなり、足の親指からかかとを結んでいる「内側アーチ」がだんだん落ちて平らに近づいていきます。これが進んだ状態が**「扁平足」**です。ドスドスとかかとを地面に落とすような歩き方になりやすくなってしまいます。

また、ふくらはぎが「第二の心臓」と呼ばれているのは、ご存じの方も多いのではないでしょうか。ふくらはぎの筋肉が収縮することでポンプの役割を果たし、静脈の血液やリンパが心臓の方向に流れるのを助けているのです。

ところが足指が動いていないと、足の筋肉だけでなく、第二の心臓であるふくらはぎの筋肉の動きも悪くなります。当然、ポンプの作用が弱まり、血流が悪化して冷えやむくみが起こりやすくなり、ひどくなると下肢《かし》静脈瘤《じょうみゃくりゅう》につながることもあります。

痛みが生じる場所と痛みを生じさせている場所は違う

足の小指が曲がって踏ん張れないことで、O脚が進行すると述べました。O脚が進むということは、ひざ関節が変形し、すねの骨が外側に倒れていくということです。しかし本来、ひざ関節は前後にしか曲がらない構造になっています。つまりO脚が進めば進むほど、前後にしか曲がらないひざ関節の動きに無理が生じてしまいます。この無理な動きが、ひざの内側の痛みにつながっているのです。

それだけではありません。ひざが外側に広がることで、股関節も外側に引っ張られます。これも本来の動きではないため、股関節にも痛みが出るようになります。もちろん曲がった腰や反り腰にも、痛みが生じます。

さらにO脚が左右均等に進行しなかった場合、左右の足の長さが違ってきます。左右の足の長さが違うと、歩くときに上半身が左右に揺れるようになります。上半身が揺れると、今度は肩や首が痛むようになってしまいます。

このように**「足の小指が変形したこと」によって、直接小指が痛むことはほとんどないにもかかわらず、体のあちこちがゆがんで痛くなってしまうのです。**

足の骨格のしくみ

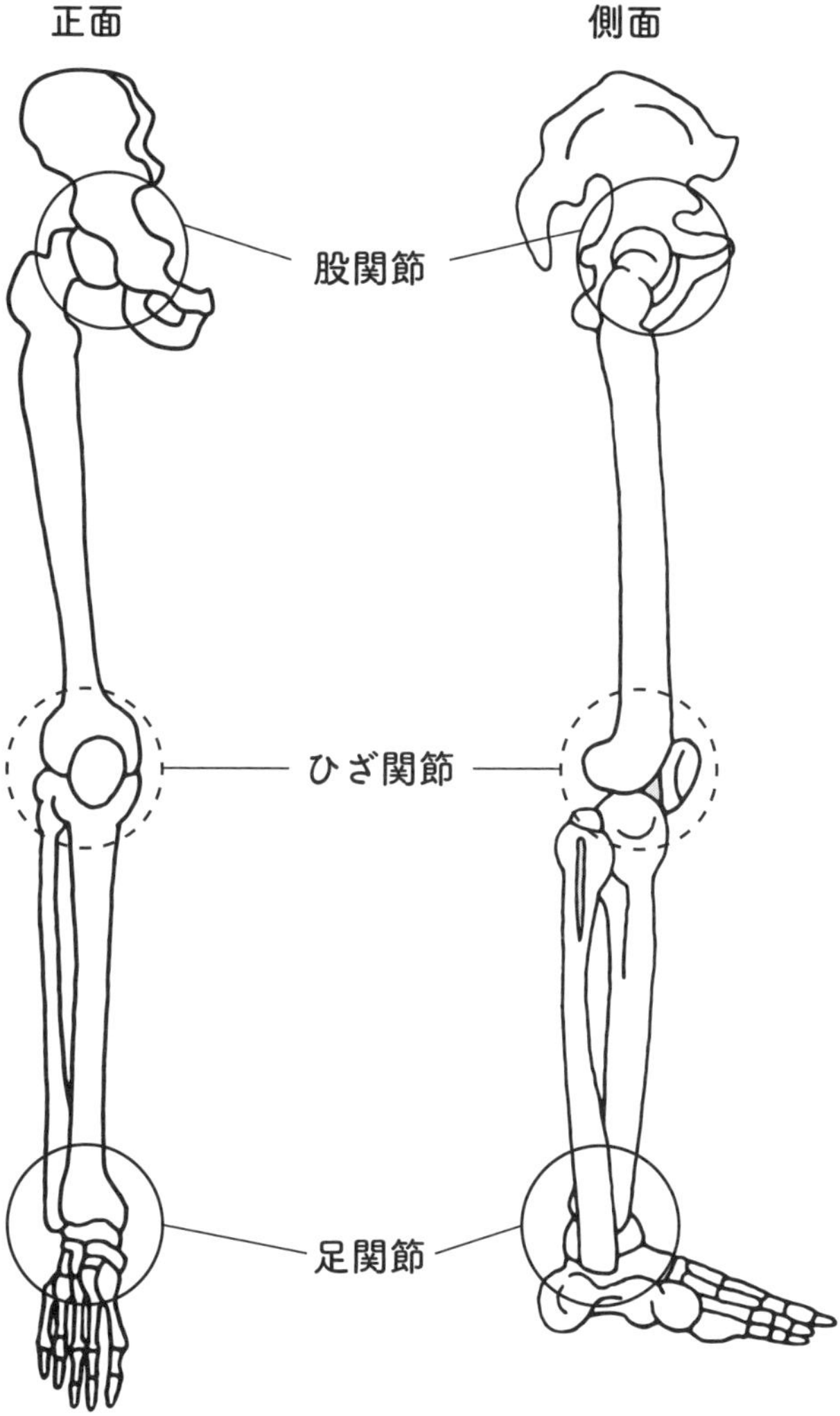

ひざ関節は外側に傾きやすく、足関節は内側に傾きやすい。その左右のぶれを止めるストッパーの役割をしているのが足の小指

ところが多くの人は、体のどこかが痛くなったり、調子が悪くなったりしたとき、その「痛みが生じている場所」をまず治そうとします。「腰が痛いから、腰に湿布を貼りたい」「ひざが痛いから、ひざの治療をしたい」「肩が痛いから、肩をマッサージしたい」といった具合です。

もちろん、そうして痛む部位に処置を施したり痛み止めを処方したりすれば、一時的には痛みがおさまることが多くあります。しかし、もともとの原因である「足指の変形」を放置したままでは、また同じ痛みがぶり返すことになるでしょう。

つまり、体のどこかが痛いとき、**痛みを感じる場所を治そうとするだけではなく、「そこに痛みを生じさせているおおもとの原因を解決する」という発想が必要なのです。**

体の痛みの多くは、足指の変形が遠因となって引き起こされていることがおわかりいただけたと思います。

この考え方をよくご理解いただいたうえでご自身の体を振り返ると、足元の大切さと、体本来の骨格が持つバランス力のすばらしさに気づき、ケアも続けやすくなっていきます。

2章

知っておきたい主な足指のトラブル

外反母趾

足指の変形でいちばん起こりやすい症状

「外反母趾《がいはんぼし》」とは、足の親指の付け根部分が「く」の字に出っ張り、親指自体は人さし指側に折れ曲がっている状態のことです。親指の付け根が出っ張るので、靴を履くと、靴の中で皮膚がこすれて痛みが出ることがあります。母趾とは足の親指のことです。

レントゲン写真（次ページ参照）で見ると、親指の根元がつながっている足の骨（第1中足骨）が中心に向かって曲がり、親指の骨が外側に曲がっているのがわかります。第1中足骨に対する親指の骨の角度が15度を超えると、外反母趾と診断されます。この角度が15度以下の場合は正常です。ひどくなると、親指の付け根がまるで三角形のように出っ張ってしまいます。37ページで紹介する方法でセルフチェックもで

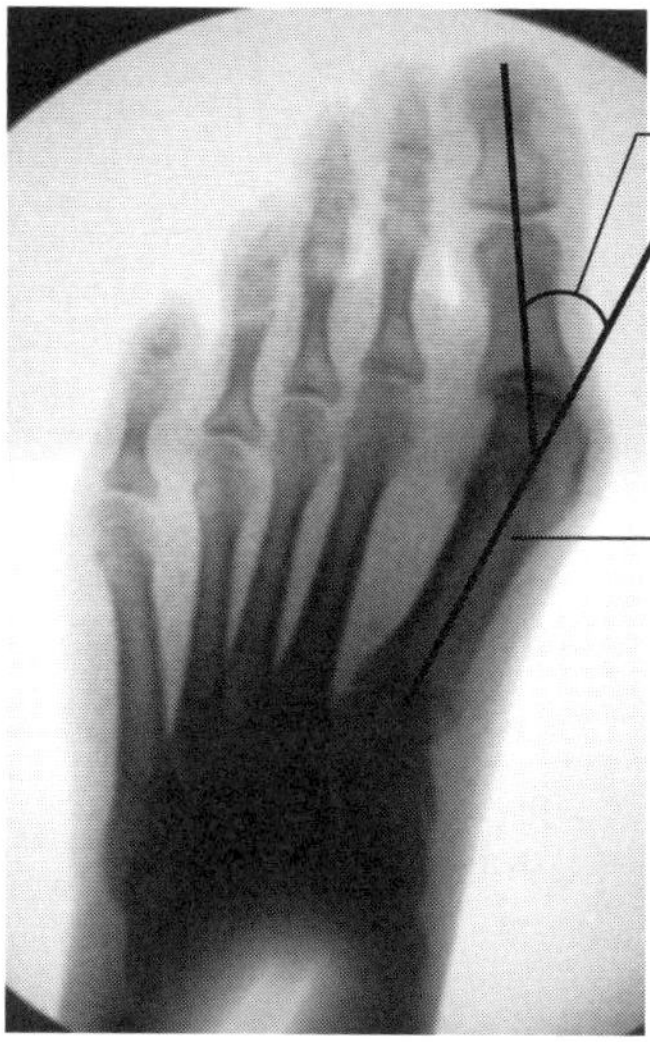
15度以下
→正常
15度より大きい
→外反母趾
第1中足骨

きますので、確認してみてください。

また、骨と骨との間隔が空くということは、そこを結んでいる靭帯《じんたい》が伸びてしまったということです。**靭帯が伸びたことで、「前方アーチ」の形が崩れていきます。**前方アーチが崩れると、必然的に足の横幅が広くなり、いわゆる「開帳足《かいちょうそく》」（57ページ）の状態になってしまうのです。

さらに進行すると、親指が人さし指の下にもぐるような形になり、人さし指が上方向に押し上げられていきます。ここまで来ると、親指の付け根の出っ張りや、押し上げられた人さし指の背の部分などが靴でこすれて、痛みが出るようになるでしょう。

足の親指は「前に進む」役割を担っている

外反母趾になる原因の大半は、靴下、ストッキング、靴、スリッパなどによる「外力」です。これらの履き物で足の先が締め上げられ、外力を長期間受け続けたことで、少しずつ外反母趾が進行していくのです。なお原因の一部に、遺伝によるものもあるとされています。

足の親指は、歩くときに、踏みしめた地面を後方に蹴るように動かしながら、前に進む**「推進力」**を出す役割を担っています。親指で踏ん張り、きちんと動くことで、歩くための推進力は発揮されます。

ところが親指が変形して曲がってしまうと、地面を力強く蹴ることができなくなります。外反母趾が進むことで、指先で体重を支えられなくなり、重心がだんだんかかと寄りになって、足の裏をバタバタと接地させるような歩き方になってしまうのです。

また、動作にしなやかさがなくなり、かかとが着地したときの衝撃が、足裏からひ

外反母趾セルフチェック

①両足をそろえる
②左右の親指の間に、
手の人さし指が何本分
入るかチェックする

1本分入る
→外反母趾予備群

2本分入る
→外反母趾

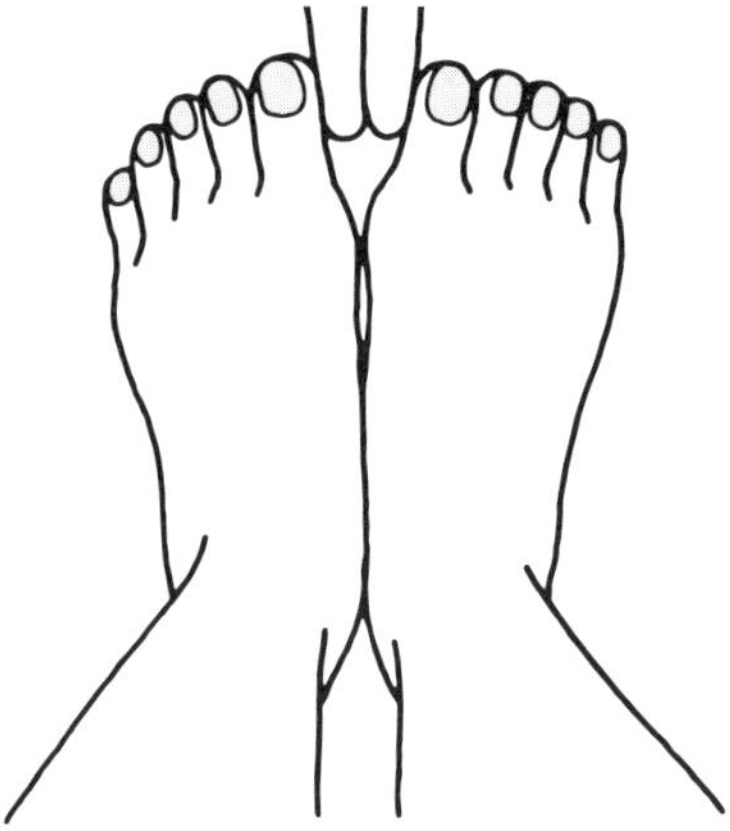

ざ、股関節、腰などに伝わります。そうして全身に負担がかかり、体のほかの部分があちこち痛むようになってしまうのです。

外反母趾を治療するには、まず、足の先を締め上げるような靴、靴下を長時間着用していないかどうかの見直しが欠かせません。

そして、**足指をしっかりと使う環境を作ることが大切です。**3章で紹介する足指のストレッチ、トレーニングで足指を伸ばして足指の機能を取り戻すことで、外反母趾を予防・改善していきましょう。

内反小趾

小指の変形は見過ごされがち

見た目で気づきやすい外反母趾に比べると、目立たない小指の変形トラブルである「内反小趾《ないはんしょうし》」は、やや見過ごされがちかもしれません。

しかし、1章で解説したように、足の小指は体を安定させるストッパーとして、非常に重要な役割を担っています。内反小趾が進行している方は、早急にしっかりと対策を打っていきましょう。

内反小趾は、足の小指が内側に曲がっていることを指します。小趾とは足の小指のことです。外反母趾と同様、靴下、ストッキング、靴、スリッパなどを長時間着用し、長期的に外力が小指に加わり続けた結果、徐々に内側に曲がっていきます。これにより、小指の踏ん張りがだんだん利かなくなっていくのです。

内反小趾セルフチェック

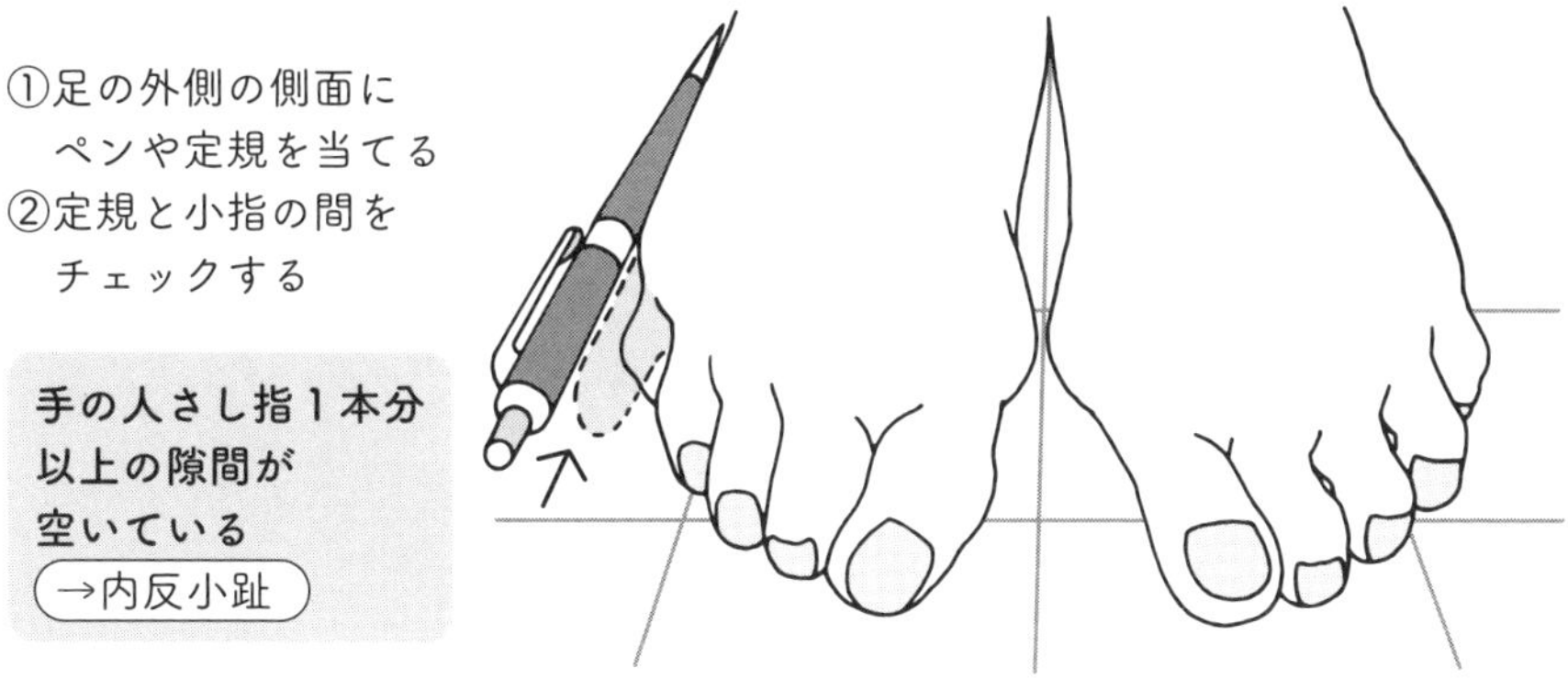
①足の外側の側面に
ペンや定規を当てる
②定規と小指の間を
チェックする
手の人さし指１本分
以上の隙間が
空いている
→内反小趾

内反小趾は外反母趾より先に起こる

内反小趾のチェックは、ペンや定規などを使えば簡単に行うことができます。

上の図のように、足の外側の側面にペンや定規など、まっすぐで長さのあるものを当てて、定規と小指の間に手の人さし指1本分以上の隙間が空いていたら、その足はすでに内反小趾になっていると判断できます。

内反小趾は、実は外反母趾よりも先に生じていることが大半です。外反母趾になっていないから、痛みや腫れもなく、皮膚も赤くなっていないからと安心せず、一度足を見て確認していただきたいと思います。私がこれまで多くの患者さんを診てきた中で、足腰の不調を訴えてクリニックに来られた方々のうち、およそ9割の方に内反小趾がありました。

外反母趾は、内反小趾の時期を経て、そのあとで起こることが大半です。ということは、まだ内反小趾しか起きていない段階で早期に対策を講じれば、将来外反母趾になる可能性を低くすることができます。

寒くなって家でスリッパをよく履くようになる冬季や、反対に暑くてサンダルをよく履くようになる夏季に、内反小趾の症状が悪化してクリニックに来られる患者さんも多くいらっしゃいます。**筋力の弱い足の小指は、「履き物」が変化することで、すぐにその影響が表れてしまうのです。**

このように、季節によって履き物を変える際には、デザインや保温性、透湿性だけでなく、足指を圧迫していないかどうかにも注意を向けてください。

屈み指

屈み指の問題は「かかと重心」になること

「屈《かが》み指」とは、足の指が屈んで丸まった状態になることです。足を上から見て、爪の先が見えていなかったら、屈み指になっていると考えられます。「屈指症《くっししょう》」あるいは「ハンマートゥ」とも呼ばれています。

屈み指も、外反母趾や内反小趾などと同じく、靴下やストッキングに足を押し込んだり、靴のサイズが合っていなかったりすることで生じます。

そのほか、**歩くときの「クセ」が原因で屈み指になっている人もいます。**立っているときにはそれほど屈んでいないのに、なぜか歩き始めた瞬間に足指が丸まってしまうことがあるのです。クセがつく理由の一つには、何か危険を察知したとき、手にグッと力を入れて握るように、歩く際に足の指を反射的に屈めていることが考えられます。

「歩くときに屈み指になっているかどうか」は、立って前屈をする方法で確かめられます。立って上体を倒し、前屈みになったとき、無意識に足指を屈めていれば、歩きながら屈み指になっている可能性が高いといえます。

屈み指のまま歩いていると、足指の背（上側）の部分が靴の内側でこすれてタコができたり、爪が黒ずんできたりすることがあります。

また、足指が屈むと、全体的に少し「浮いた状態」になります。この状態を「浮き指」ともいいます。足指が浮くと、当然指先まで体重がかけられなくなり、必然的に「かかと重心」になるのです。かかと重心になると、全身のバランスを保てず反り腰やねこ背になりやすくなります。

姿勢が崩れると、ひざ痛、腰痛、肩こりなどの問題だけでなく、呼吸の乱れや内臓機能の低下にまでつながってしまうのです。

まっすぐ立っている状態だが、足指が使えていないため無意識に踏ん張って指が丸まっている

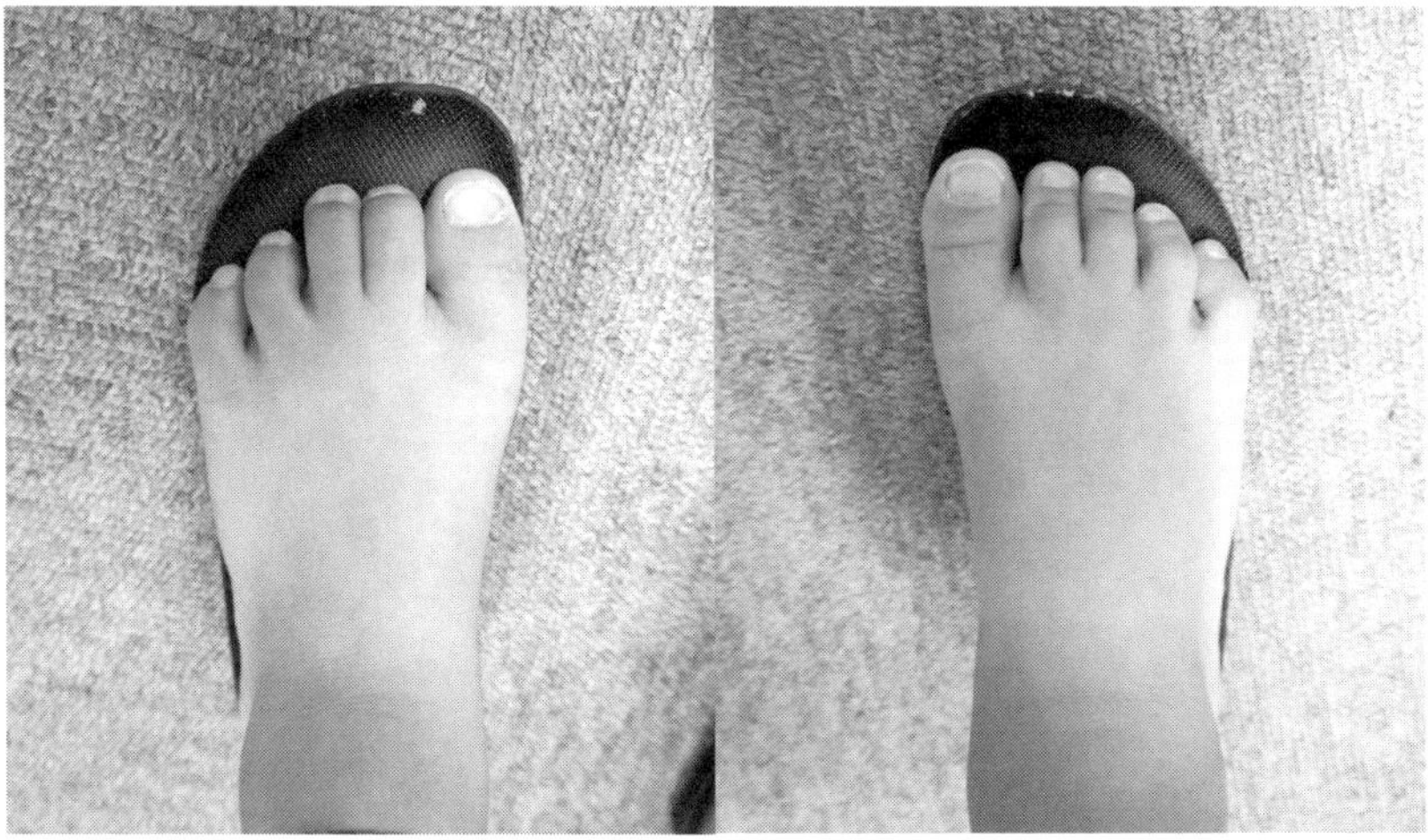

また、かかとに体重がかかり続けると、足《そく》底筋膜炎《ていきんまくえん》（54ページ）などの症状も引き起こしやすくなります。

なお、柔道に熱心に取り組んでいる人の中には、「足の指で畳をつかめ！」といわれてトレーニングをする場合があるそうです。厳しい訓練を重ねた結果、いつの間にか屈み指になっている柔道家も少なくありません。

短距離走の選手にも、より強く地面を蹴るように訓練していくうちに、だんだん屈み指が定着してしまった人がいます。サッカー選手も、指先に力を入れてボールを蹴り続けているうちに、屈み指になっていることがあります。

寝指

足の小指を使わないことで変形が進む

内反小趾になっている人の多くが、「寝指《ねゆび》」も併発しています。

寝指とは、足の小指が横向きに倒れて、爪が外側を向いている状態のことです。

ほかの指に比べてサイズが小さい小指は筋力も弱いため、靴下、ストッキング、靴、スリッパなどを履いたときに受ける外力によって簡単に変形していきます。こうして内反小趾になると、小指をほとんど使わなくなるため、さらに筋力が低下します。筋力が低下すれば、地面を踏ん張る働きをすることもなくなり、ほぼ「用済み」となったことで、だんだんと横に倒れていく悪循環となってしまうのです。

小指が寝ることによって、よりいっそう踏ん張りが利かず、体の左右バランスが取れなくなり、O脚が進みやすくなります。O脚が進み、左右の足の長さが違ってし

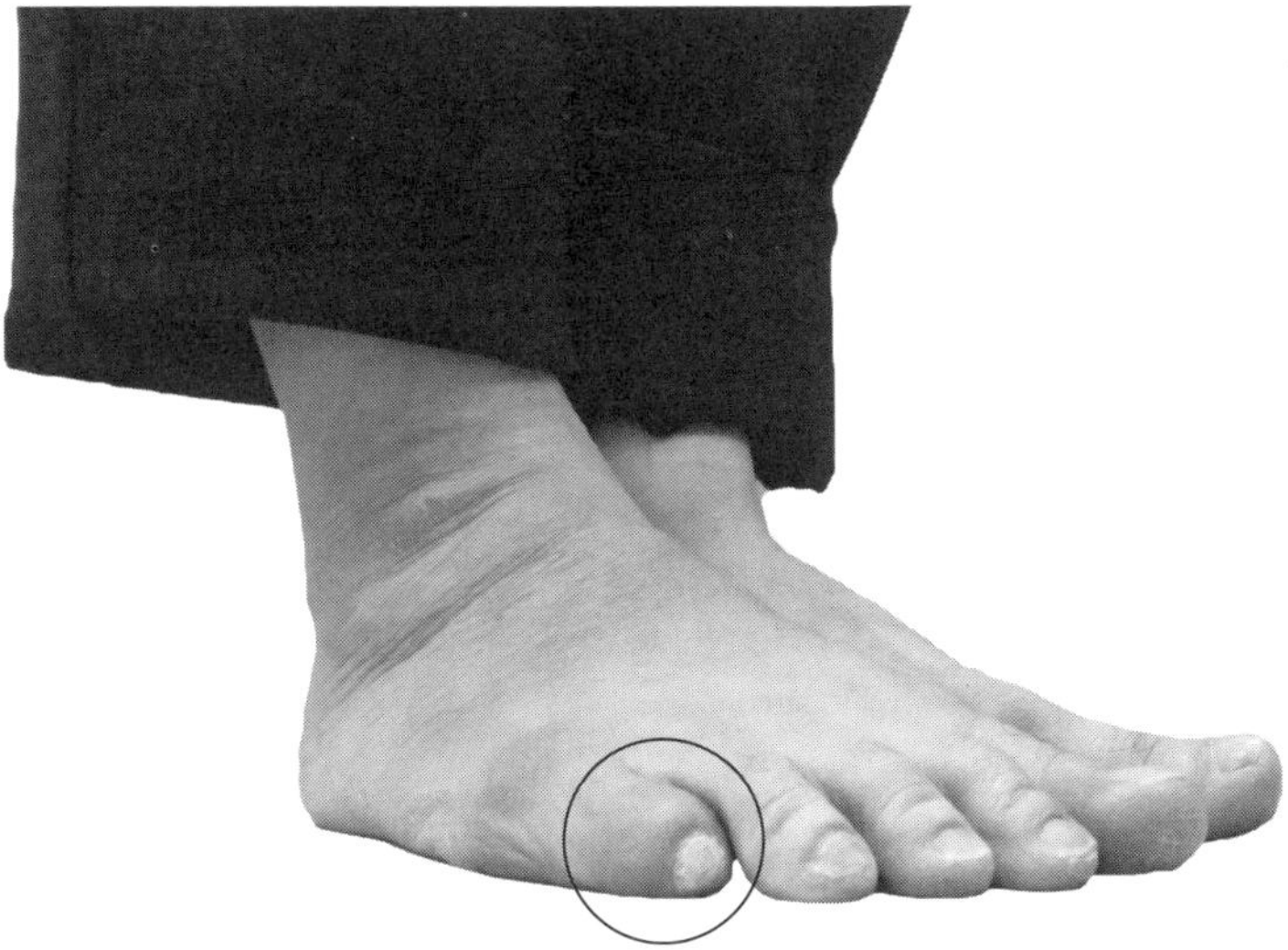

足の小指が倒れて、爪が外側を向いている

まった場合、歩くときに体が左右に揺れて、首や肩を痛めやすくなる可能性も高まります。

実は、幼い子どもでも内反小趾になっている場合があります。ただし、幼児が内反小趾になった場合、寝指にまでなることは少ないものです。ところが大人になる頃にはずいぶん足指の変形が進み、ほとんどの人が内反小趾と寝指を併発しているのです。

いずれにしても、**足指の変形の入り口である内反小趾、およびその延長線上にある寝指は、長年積もりに積もった「生活習慣」の結果です**。履き物を検討し、セルフケアと併せて対策を行うことで、しっかりと改善していきましょう。

タコ・ウオノメ

足が変形して部分的に圧迫され、皮膚が硬くなってしまう

足の指がしっかりと開き、5本ともよく伸びた状態で、足の裏全体にバランスよく体重が乗っている場合、どこか一カ所だけ圧迫されることはありません。そのような足に、タコやウオノメができることはまずないでしょう。

ところが足が変形したり、筋力が低下したり、靴の中で皮膚がこすれたり、圧迫されたりすることで、足にタコやウオノメができることがあります。靴の中でこすれる理由としては、足が変形してこすれやすくなっている場合と、靴が足に合っていない場合が考えられます。

タコとは、**皮膚の表面の角質が、摩擦によって部分的に硬くなること**を指します。タコができても、あまり痛みが出ることはありません。

ウオノメとは、やはり角質が摩擦で硬くなった状態ですが、皮膚の中心部に、角質柱という硬い芯があることが特徴です。硬くなった角質の突起が皮膚の下にめり込んで進行するため、歩くときなどに強い痛みをともなうことがあります。

外反母趾になると、曲がった親指の裏側や、親指の付け根の裏側にタコができやすくなり、内反小趾になると、小指の付け根の裏側にタコができやすくなります。

また、前方アーチが崩れて開張足になると、人さし指と中指の付け根の間あたりが圧迫されて、足裏にタコやウオノメができやすくなります。

屈み指になって、親指が人さし指を持ち上げるようになると、靴の中で人さし指の背がこすれてタコができやすくなります。

なお中高年の女性のかかとが「ガサガサ」になりやすいのは、単に加齢や乾燥によるものではなく、「かかと重心」も大きな原因となります。体重がかかとに乗り続けることで、かかとの皮膚が厚くなり、それがひどくなるとひび割れも発生します。これは足指を使って歩くことで改善していきます。

巻き爪

爪は放っておくと巻いてしまう

「巻き爪」とは、爪の左右の端が内側に巻いてしまうことを指します。

爪は本来、まったく使わずに放置すると「勝手に巻いていくもの」なのです。**足の場合、足の指先にしっかりと体重がかかることで、爪はまっすぐに整形されていきます。**爪の形を維持することで、地面に対してしっかりと踏ん張ることができます。

ところが、上から爪で押さえることができないと、指先の肉だけではしっかりと踏ん張れず、指の腹側からの圧力に負けてしまいます。

そのため爪は、圧力がかかりにくくなり、自然に巻いてしまいます。これが巻き爪です。平たくしっかり伸びた爪のおかげで、指の腹側からの圧力とのバランスが取れ

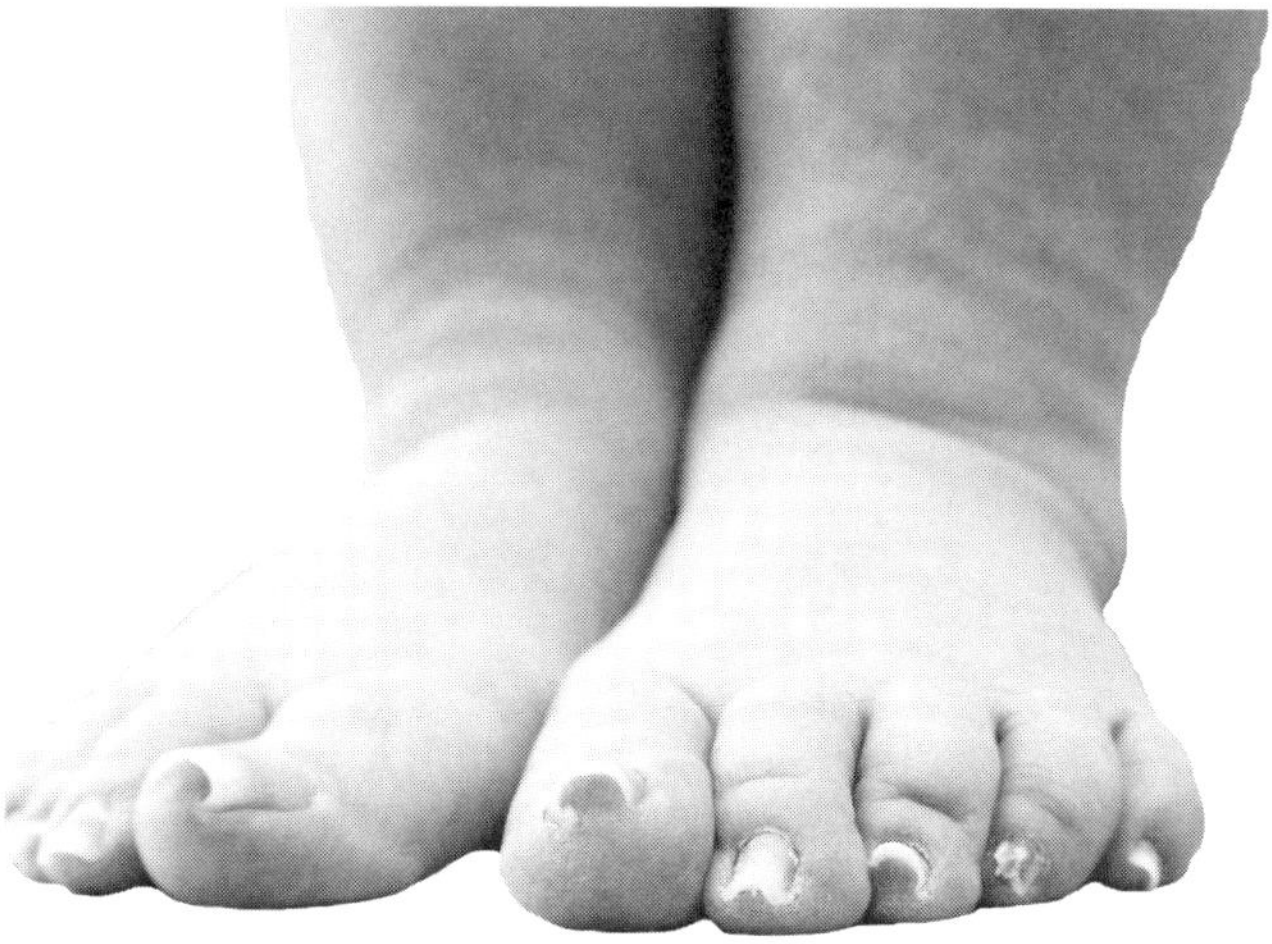

巻き爪が進行し、爪の左右の端が内側に巻いている

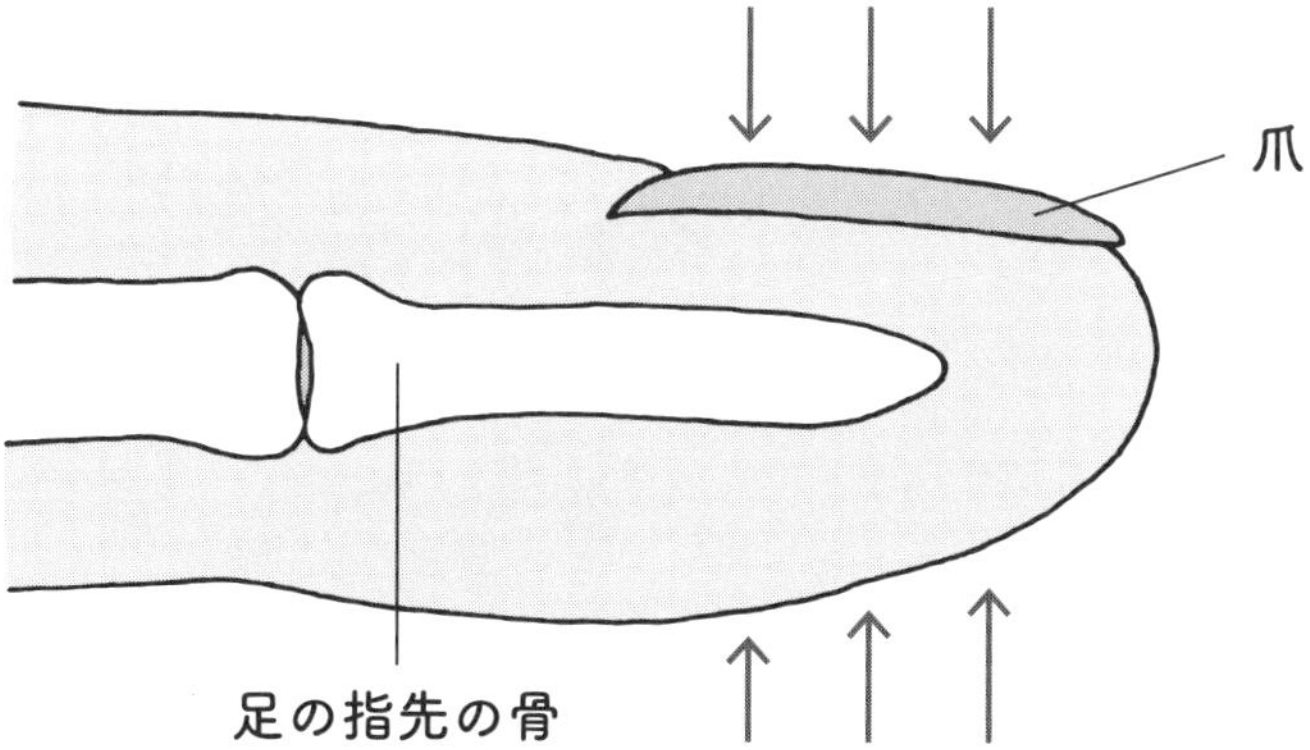

足指をしっかり使って踏ん張るときに、爪で指先の肉を押さえて、指先の形を維持している

て、指先にまで力をかけられるのが理想です。

これは、手の爪で考えても同様です。深爪をして、爪の先端よりも手指の先が前にはみ出た状態だと、物をつかみにくくなります。これを足に置きかえると、地面に対して足先で踏ん張りにくくなるのをイメージしやすいのではないでしょうか。

手は、日々の生活の中で常に何かをつかんだり持ったりとよく使われます。指の腹から圧力を受け続けているため、手の爪はあまり巻いていきません。

一方で足の爪が巻きやすいのは、**外反母趾や内反小趾などによって、指の腹側からの圧力を受けなくなったため、もともと巻くようにできている爪が巻いているだけなのです。**特に寝たきりのお年寄りの足の爪は、ほとんど巻いてしまいます。

巻き爪が悪化すると、痛みが続くのがいちばんの問題です。爪の角が足指の皮膚に刺さって炎症や化膿を引き起こし、痛みをともなうことがあります。そして余計に歩きにくくなって姿勢や歩行のバランスが崩れ、ひざ痛や腰痛などの二次的な問題にもつながりやすくなるのです。

扁平足

歩くときの衝撃を吸収するのは「土踏まず」

扁平足《へんぺいそく》とは、「土踏まず」が下がって床との隙間がなくなっている状態をいいます。イスに座っているときには土踏まずがしっかりとしていても、足に体重をかけたときに扁平足になってしまう方もいます（53ページ参照）。

扁平足により生じる問題として、足のむくみ、だるさ、冷え、疲れやすさなどが挙げられます。扁平足になると、長く立っていることがつらくなったり、歩行しにくくなったり、土踏まずを構成する距骨《きょこつ》や舟状骨《せんじょうこつ》が内側へ倒れこむように変形し、内くるぶしの下あたりが腫れて痛くなったりする場合もあります。

土踏まずには、歩行時の衝撃を吸収する役割があります。扁平足になって足と床との隙間がなくなってしまうと、歩くたびに強い衝撃が体に返ってくるため、ひざ、肩、腰などを痛める二次的な問題にもつながってしまいます。

扁平足の原因は、足指の筋力低下です。足指を使わない、使えないことによって土踏まずを作っている足の筋力が低下して足の裏全体で体重を支えられなくなり、かかと重心になって足の筋肉も衰え、「足のアーチ」が崩れて扁平足になってしまうのです。筋力が低下する要因としては、歩き方、靴や靴下の選び方の間違いなどが考えられます。

大股歩きは、扁平足を悪化させる可能性が高い歩き方の一つです。足指が使いにくいため、足底の筋力が低下しやすくなります。歩くたびにドスドスと音がしたり、つま先が上がりにくく転倒のリスクが高くなったりするため、足指の健康の観点からするとおすすめできない歩き方です。

足を包んでいる靴や靴下も同様で、サイズを間違えてしまうと、足指を使わずに歩かなければならなくなり、結果として足指の筋力が低下してしまいます。

まずは足指を使える状態、環境にすることが重要です。そして、足指をしっかりと使って歩くことが扁平足の改善につながります。

そのほか、足に負荷をかけすぎないよう適正体重を保つことも予防・改善には必要です。

また、扁平足には大きく分けて「成人期扁平足」と「幼児期扁平足」がありますが、**成人期扁平足は、男性よりも女性に多く発症することがわかっています。**おそらく男性よりも足の筋力が弱く、足指が変形しやすい履き物を履く機会が多いからではないかと考えられます。

扁平足も、足指の変形と同じく、ゆっくりと少しずつ進行していきます。そのため扁平足になっていることに気づきにくいので注意が必要です。

座った状態

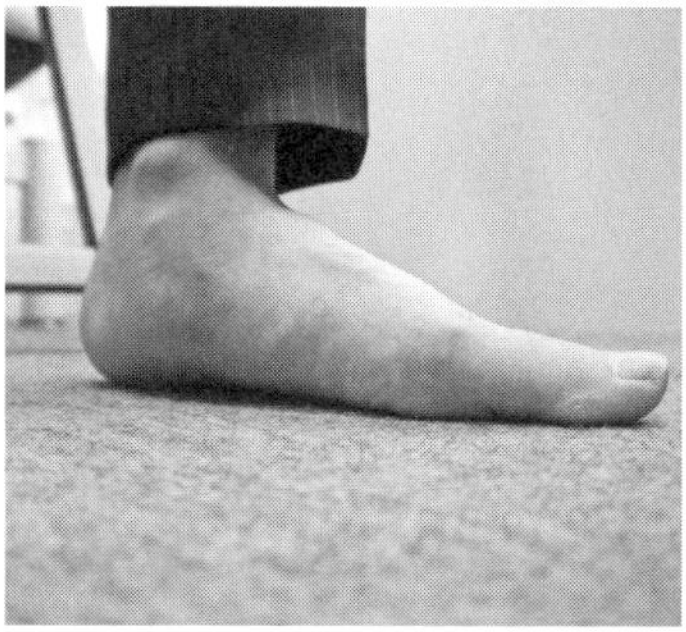

立った状態

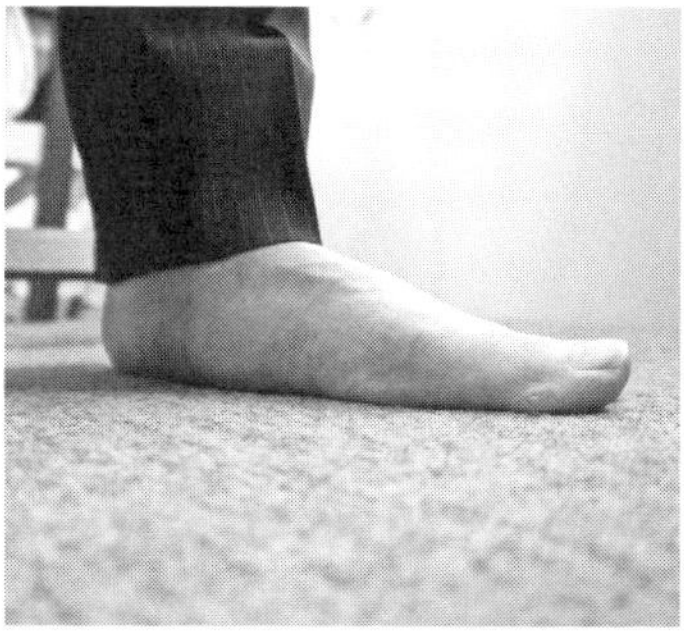

立って足に体重がかかったときに、土踏まずが下がって床との隙間がなくなっている

足底筋膜炎

足裏への負担が大きくなると発症

「足底筋膜炎《そくていきんまくえん》」とは、足の裏の筋肉が緊張し、筋膜が炎症を起こしている状態のことです。歩くと足裏が痛い、少し足を動かすとぴりっと電気が走るような痛みが出るという症状があれば、足底筋膜炎の可能性があります。特にかかと付近に痛みが出ることが多く、歩き始めたときに強く痛み、足底筋膜がだんだん温まるにつれて、痛みが弱まっていきます。これは足指そのもののトラブルではありませんが、足指の変形と深い関係がある症状です。

足底筋膜炎の原因の多くは、靴のサイズが合っていないことや、靴ひもの結び方がゆるいことです。足と靴がフィットしない状態だと、靴の中で足が遊ばないように足指が屈んでしまい、いつの間にか足裏にかかる負担が大きくなり、炎症を起こしてしまうのです。

それだけでなく、**足指の変形による足裏の重心位置の偏りも原因の一つです。**足底には全体にバランスよく体重がかかっているのが望ましい状態ですが、足指の変形などによって体重のかかり方に偏りが出ると、筋力のバランスが崩れて発症しやすくなってしまいます。

また、足指を使わないことで体を支える足全体の筋力が衰えてしまうと、足のアーチである土踏まずが崩れます。すると体への衝撃を吸収しづらくなるので、足底筋膜に大きな負担がかかってしまい、その結果、足底筋膜炎を発症する場合もあります。

足底筋膜炎を発症すると、歩くときに痛みが出るため、どうしても歩行のバランスが崩れやすくなります。それが続くと、やがて腰痛やひざ痛につながり、悪化すると日常生活に大きな支障が出てしまいかねません。

クリニックでは、足底筋膜炎の改善のために足指のストレッチや靴の選び方の指導を行っています。3章で紹介する足指のストレッチ「ゆびのば体操」には、足底筋膜をゆるめる効果もありますので、参考にしてください。

モートン病

足指の付け根の痛みやしびれが主な症状

「モートン病」とは神経障害の一種で、足指の先から足指の付け根にかけて痛みが出ます。足の人さし指から薬指の間で起こることが多く、主な症状として、特に中指と薬指の間の付け根あたりに痛みやしびれが生じます。「歩くたびに足指の間がずきずきと痛む」「長時間歩くとしびれを感じる」と受診される方が多い傾向です。

痛みのメカニズムとしては、足指の変形によって起きた**「開張足」**（左図参照）で前方アーチが崩れ、さらに神経と靭帯との解剖的特徴により、靭帯が神経に当たってしまうことで、しびれや痛みが生じます。開張足になって足の裏がべったりと地面につくことで、下がってきた靭帯が神経を圧迫し、痛みを生じさせるのです。痛みが強く出る場合もあり、すねやふくらはぎまで痛むことも少なくありません。

モートン病の原因は、つま先立ちをしたり、中腰で長時間作業したり、ハイヒールの靴を履いたりすることによる足指の付け根への圧迫であるとされています。

モートン病も、扁平足と同じく、中年期以降の女性に多く見られます。ハイヒールやパンプスなどの足に負荷がかかる靴を避けて、かかとをしっかり安定させてくれる靴を選びましょう。なお、楽に履けるような幅広の靴を選びがちですが、それにより足幅が広くなって症状が悪化する危険性もあります。サイズの合った、靴ひもを締められる靴を選んでください。

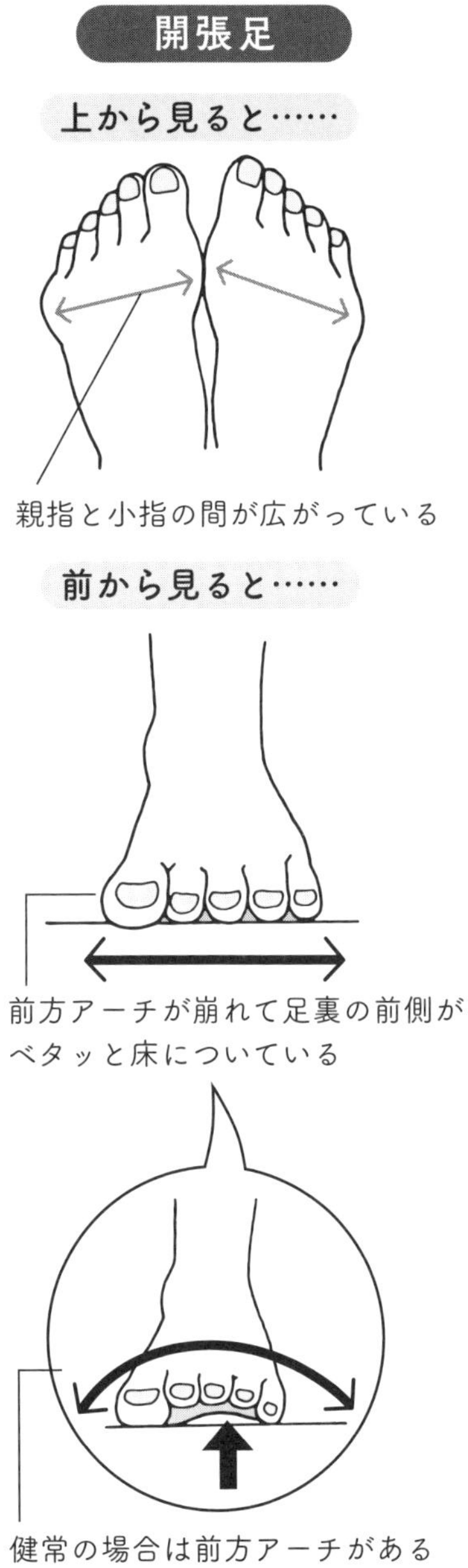
開張足
上から見ると……
親指と小指の間が広がっている
前から見ると……
前方アーチが崩れて足裏の前側がベタッと床についている
健常の場合は前方アーチがある

むくみ・冷え

足指が動かないと「第二の心臓・ふくらはぎ」も働かない

むくみと冷えは、多くの場合「血液やリンパの流れの循環障害」が原因です。

例えば下半身の静脈を流れる血液は、重力にさからって上半身まで上っていかなければなりません。スムーズに心臓まで血液を戻すには、ふくらはぎの筋肉が収縮することによる「ポンプ効果」が非常に重要となります。ふくらはぎの筋肉の収縮によって血管が圧迫され、血液の流れが促進されるのです。ふくらはぎが「第二の心臓」と呼ばれるのは、このポンプ効果を指しています。

ふくらはぎのポンプの働きが不十分だと、当然、血液が上半身に押し返されにくくなります。これが血流障害です。この血流障害のせいで水分や老廃物が足に溜まっていくことによって、むくみが起こります。

ふくらはぎのポンプをよく動かすためには、「足指」をよく動かすことが不可欠です。足指とふくらはぎの筋肉とはつながっているので、日頃から足指を使って歩くことができていれば、ふくらはぎもよく動きます。ところが足指が変形してあまり動かなくなり、足の筋肉の動きが悪くなると、ふくらはぎの筋肉も収縮しにくくなってしまいます。つまり、足指の変形が「むくみ」の遠因になっているということです。

足の筋肉の動きが悪くなると、末端の隅々まで血液がうまく循環しにくくなり、足の冷えにもつながります。冷えの原因にはほかにも自律神経の乱れや女性ホルモンのバランスの乱れなどが関係している場合もありますが、足指のストレッチによって多くの方が改善していきます。

ふくらはぎの筋肉が動きにくくなり、血流がさらに悪化すると、だんだん血管が劣化して「下肢静脈瘤」を発症することもあります。これは血管がふくらはぎなどに浮き出たようになる状態のことです。

足指がよく伸び、よく動くと、むくみや足のだるさも解消されていきます。むくみや下肢静脈瘤の予防・改善のためにも、足指の変形を改善し、しっかりと動くようにしていくことが重要なのです。

足指の変形改善ビフォーアフター

ケース1 腰痛・反り腰で受診 71歳女性

「姿勢が悪く、まっすぐ立つのがつらい」と整形外科を受診し、両ひざの変形性関節症と腰椎すべり症の診断が下りた患者さんの例です。リハビリテーションを続けてもあまりよくならず、腰痛もひどく、長く歩けませんし、すぐに前屈みの姿勢になってしまいます。「姿勢をよくして」とアドバイスをされるものの、自分ではよい姿勢を取っているつもりでも、グッと胸を突き出した反り腰の状態になります。このように、知らず知らずのうちに姿勢が悪くなっている人は多いものです。

この方の場合も、体の土台である足指が根本原因です。私のクリニックで診察したところ、全ての足指が地面についていない、極度の浮き指でした（写真参照）。かかと重心ですから、バランスを取るために首を前に突き出して、手は後ろへ回るというまさに高齢者の姿勢そのものです。「ゆびのば体操」に毎日取り組み、矯正用の5本指靴下を着用すると、3カ月後には足指が接地し、姿勢も腰痛も改善しました。

改善後　　　　**改善前**

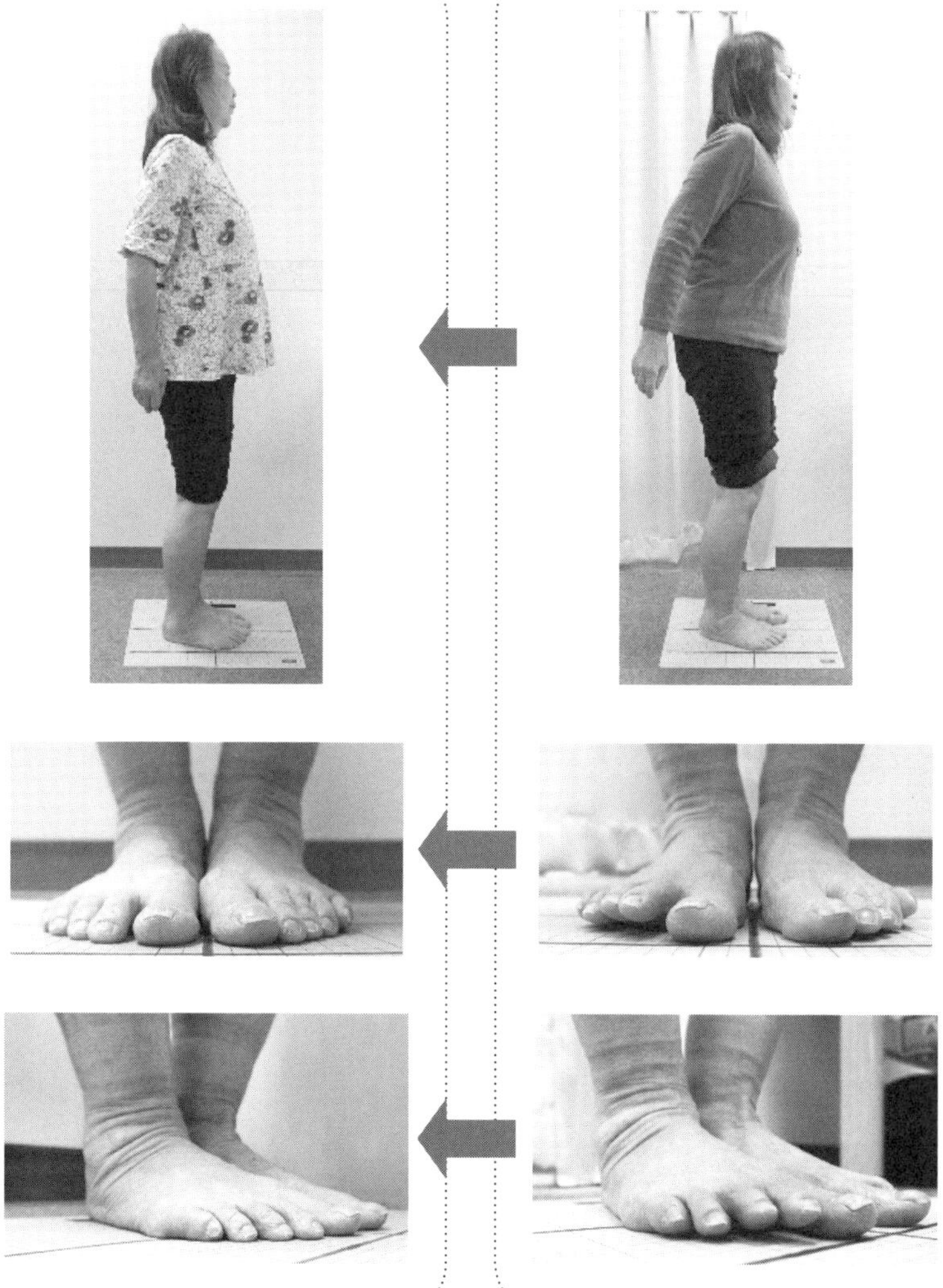

足指が接地し、姿勢も改善している

浮き指でかかと重心になり、バランスを取るために首が前に出て手が後ろに回っている

足指の変形改善ビフォーアフター

ケース2　足裏の痛み・ひざ痛で受診　78歳女性

受診する3カ月前から、歩くときに右足の裏に痛みが出てきた患者さんの例です。ウォーキングが日課でしたが、あまりの痛さに歩くこともままなりません。歩くたびにズキッと鋭い痛みが走るため、好きな旅行にも行けず、このまま動けなくなることで持病の糖尿病が悪化してしまうのではという不安もあって来院されました。

この方の足指の圧分布を見てみると、右は親指のみ、左は親指と中指と、合計で3本しか接地しない浮き指でした（左図参照）。さらに屈み指、軽い外反母趾があり、右足に体重がかかりすぎている足底筋膜炎と診断しました。

毎日の「ゆびのば体操」と、矯正用の5本指靴下でセルフケアをすることにより、6カ月後には足指の圧分布が改善し、右足重心も治っていました。足底痛が消え、悩まされていたねこ背やひざ痛も改善し、旅行にも行けるようになったのが何よりの喜びとなりました。78歳という年齢でも、諦めることはありません。

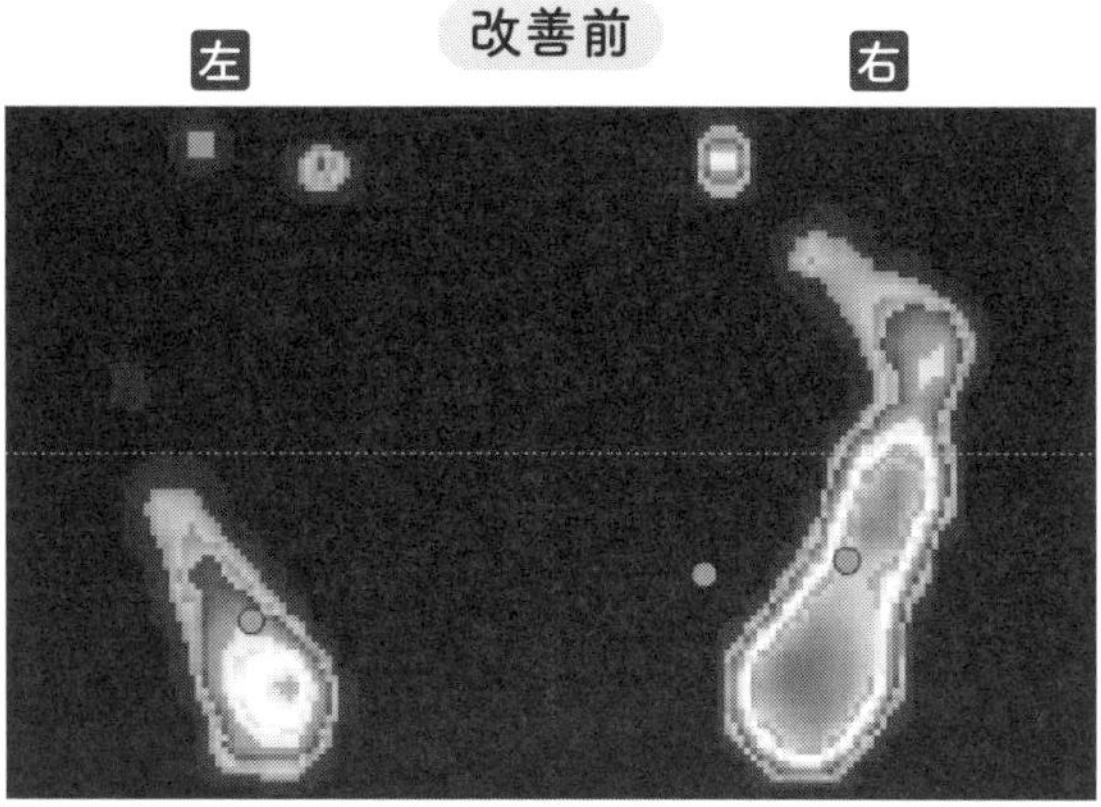

右は親指のみ、左は親指と中指と、合計３本しか接地していない

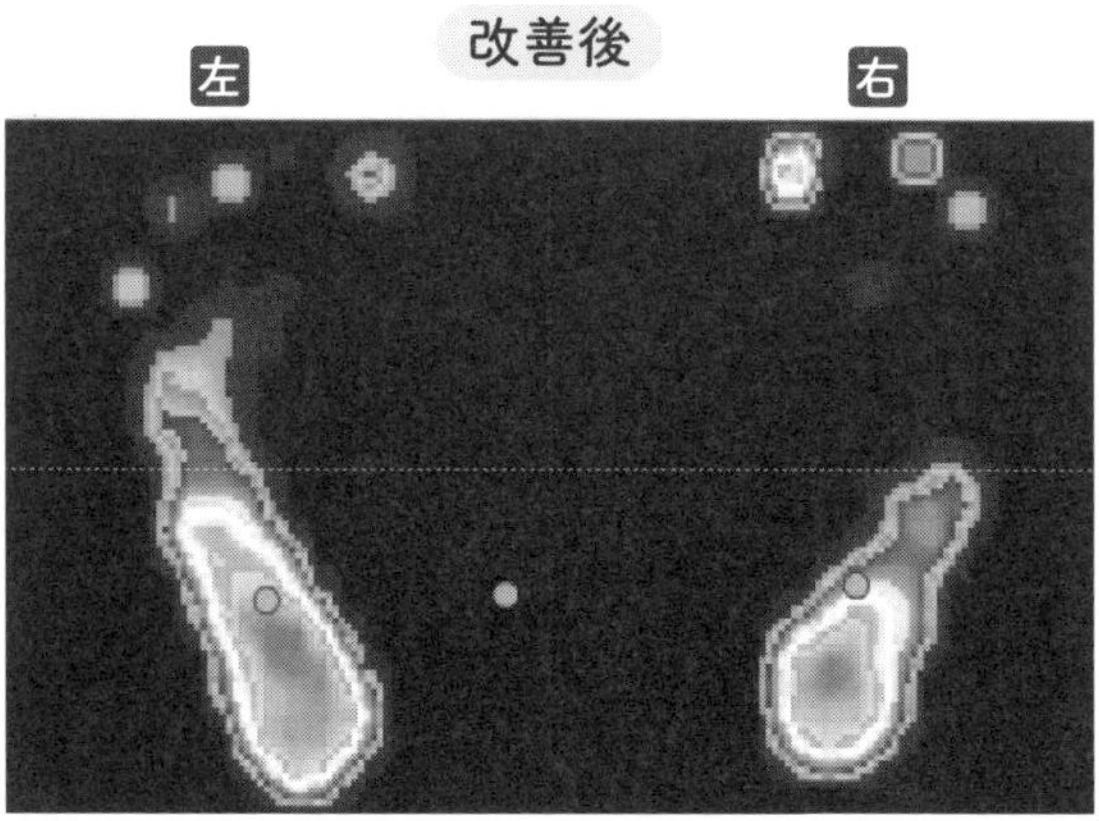

足指の圧分布が改善し、右足重心も治っている

足指の変形改善ビフォーアフター

ケース3 両足親指の付け根の痛みで受診 65歳女性

徐々にひどくなる両足親指の付け根の痛みに耐えかね、思いきって受診した別の病院の医師からは思いがけないことを言われました。「これくらいなら手術適応にならないし、病気との付き合いは長いだろうからまず自分で治してみて」と。その方は憤慨して、その足で私のクリニックを受診されました。

診察すると、外反母趾に内反小趾、さらに寝指、爪色の悪化と、足指の変形がたくさん認められました。「ゆびのば体操」と矯正用の5本指靴下の着用をすすめるとともに、靴のサイズが合っておらず、外反母趾にそぐわない靴を履いていましたから、インソール作成も行いました。そして「自力でなんとかよくしたい」とセルフケアも頑張り、できる範囲で歩くように努められたところ、その甲斐《かい》あって、6カ月後には親指はほぼまっすぐ前を向き、足指同士の隙間も出てきました。何より痛みなく歩けるので、表情が明るくなりました。

改善前

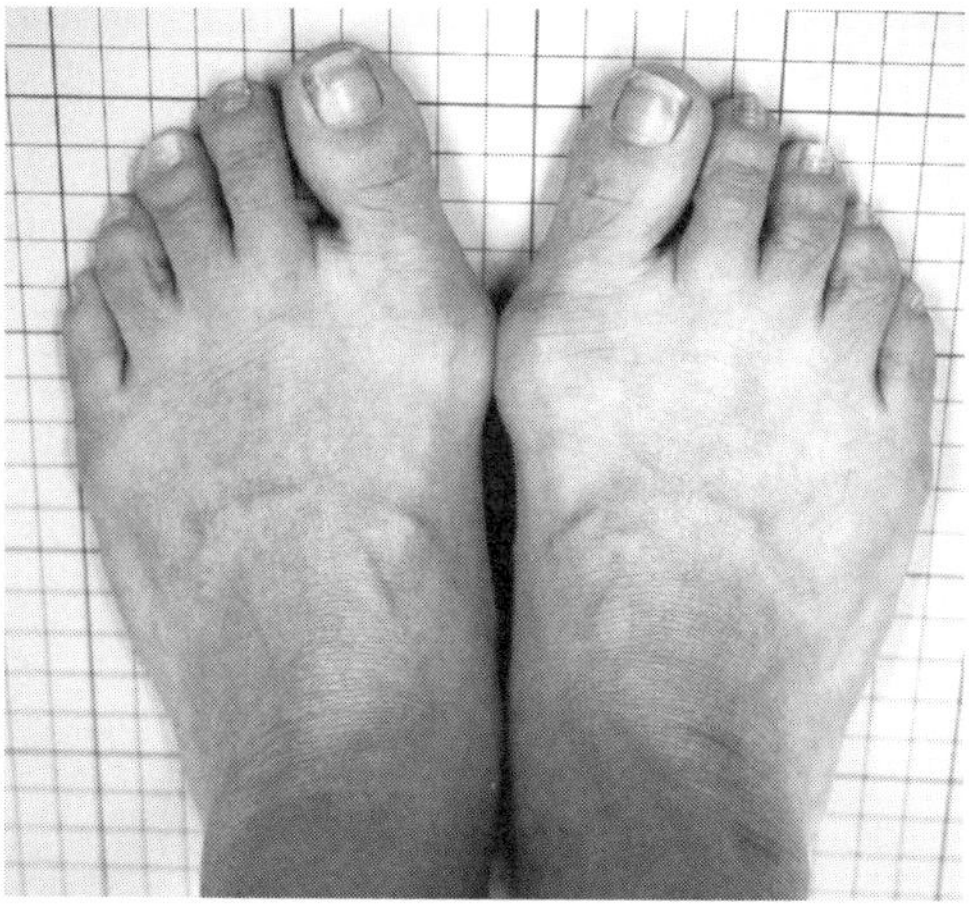

外反母趾、内反小趾、寝指など変形がたくさん認められる

改善後

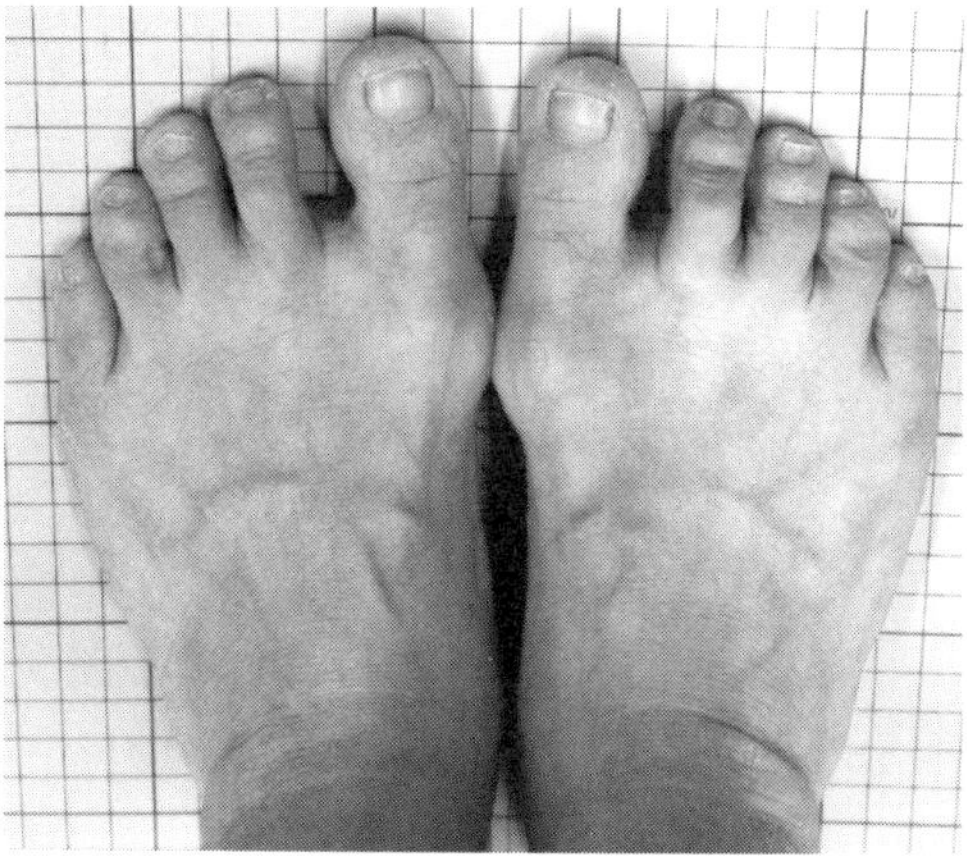

親指はまっすぐ前を向き、足指同士の隙間も出てきている

• column •

自分と家族の健康を「足」から守る

学生時代にバレーボールをしていた私は、両ひざを19歳のときに痛めてしまい、内視鏡手術を受けました。なぜそんなことになったのか、自分なりに勉強したところ、靴のサイズを間違っていたことに気づきます。つま先に余裕がない、ぴったりの靴を購入していたのです。当然、屈み指で内反小趾になり、そのせいで足首を捻挫しやすく、ついにひざの手術にまで至ったわけです。

そこで自分の子どもたちには、念入りに靴を選び、ひもをしっかりと締めて履かせ、成長に合わせて短いサイクルで靴を新調しました。ところがそれでも子どもの足は「屈み指」になってしまったのです。

さらに学ぶと、原因は「靴下」にありました。靴下を着用した時点で指が屈み、実際の足のサイズよりも縮んだ状態で靴を買っていたため、子どもたちは屈み指になるべくしてなっていたのです。

こうした経験から、「靴や靴下の間違いで足が変形してしまう人を一人でも少なくしたい」との願いのもと、痛みと姿勢の外来にて、日々診察と研究に邁進《まいしん》しています。靴の選び方については4章でくわしく説明していますので、ぜひ参考にしてください。

3章

足の変形・痛みを改善するセルフケア・トレーニング

セルフケア・トレーニングを行うにあたって

足によくないことをやめ、足にいいことを続けよう

本章では、足指の痛み、変形を改善するセルフケアやトレーニングの方法を紹介します。簡単で力も必要ないストレッチやケアから、体全体を強化し、やりごたえのあるトレーニングまで、クリニックで実際に指導して患者さんに効果を実感していただいているメニューばかりです。

無理のないように、できる範囲で少しずつ取り組んでいただきたいと思います。

しかし、いくら足にいいことをしていても、足によくない習慣があると、打ち消し合ってプラスマイナスゼロになってしまいます。 マイナス要素のほうが大きければ、プラスに転じることはより難しいでしょう。

これからセルフケアやトレーニングを始める皆さんには、同時に、足のためによくないことを極力避けてほしいのです。

とにかくまずやめてほしいのは、「足に合わない靴を長時間履き続けること」です。靴の選び方は4章でくわしく紹介しますが、足に合わない靴の悪影響を軽視している方が多すぎます。時と場合によってハイヒールの靴等を履く場合でも、履く時間をできるだけ短くすることで負担は減らせます。

もちろんファッションを楽しみたい気持ちも理解できます。しかし、もしも現在愛用している靴が、あなたの足を壊していくものだったとしたら、ご自身の健康にとってマイナスであるといわざるをえません。

足指のケアはおろそかになりやすく、世界で活躍している一流アスリートの中でも、足指がギュッと中指の方へ集まって棺桶《かんおけ》型になっている選手を見かけます。鍛え上げた全身の強靭《きょうじん》な筋肉がカバーしているのかもしれませんが、歳を重ねるにつれてトラブルが起きやすくなってしまうのは間違いありません。

足指が使いやすくなることで、全身も動きやすくなるのがぐっと感じられると思います。痛みの予防・改善のためにも、足から健康な体に整えていきましょう。

ゆびのば体操

足の形を「末広がり型」に戻す足指のストレッチから始めましょう。
力まずに、できるだけ軽く、ふわっと優しく行うことがコツです。

1 イスまたは床に座り、片方の足をもう片方の太ももの上に乗せる

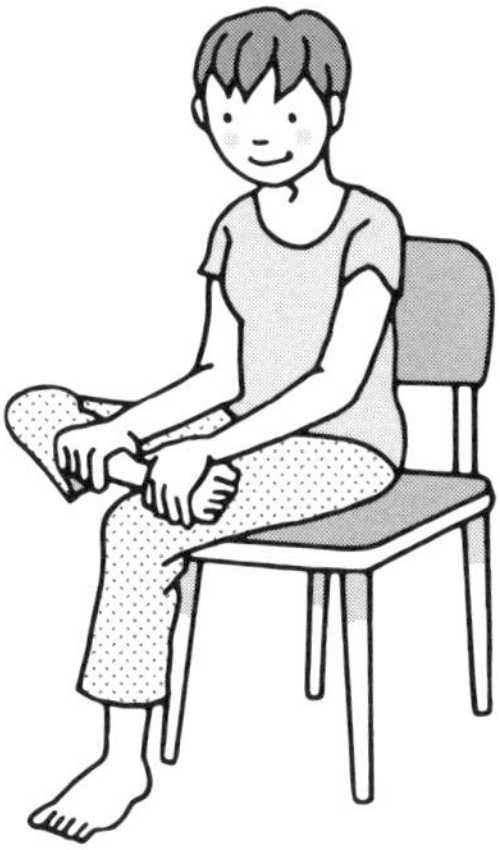

2 足の指の間に、反対側の手の指を入れてはさむ

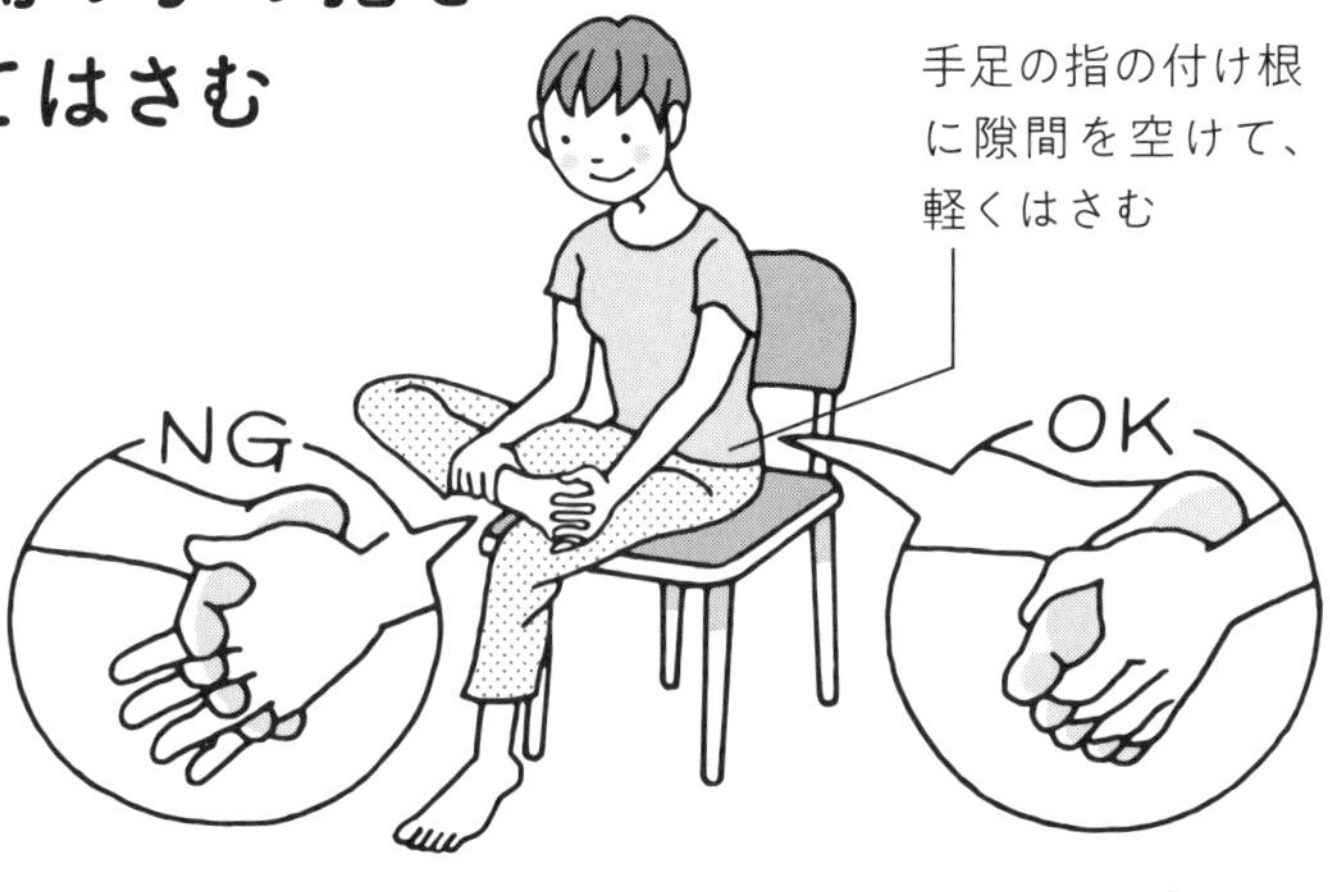
手足の指の付け根
に隙間を空けて、
軽くはさむ
NG
OK
手の指を足の指の
根元まで無理に
差し込まない

3　足を優しくつかみ、足の裏を伸ばす

5秒キープ

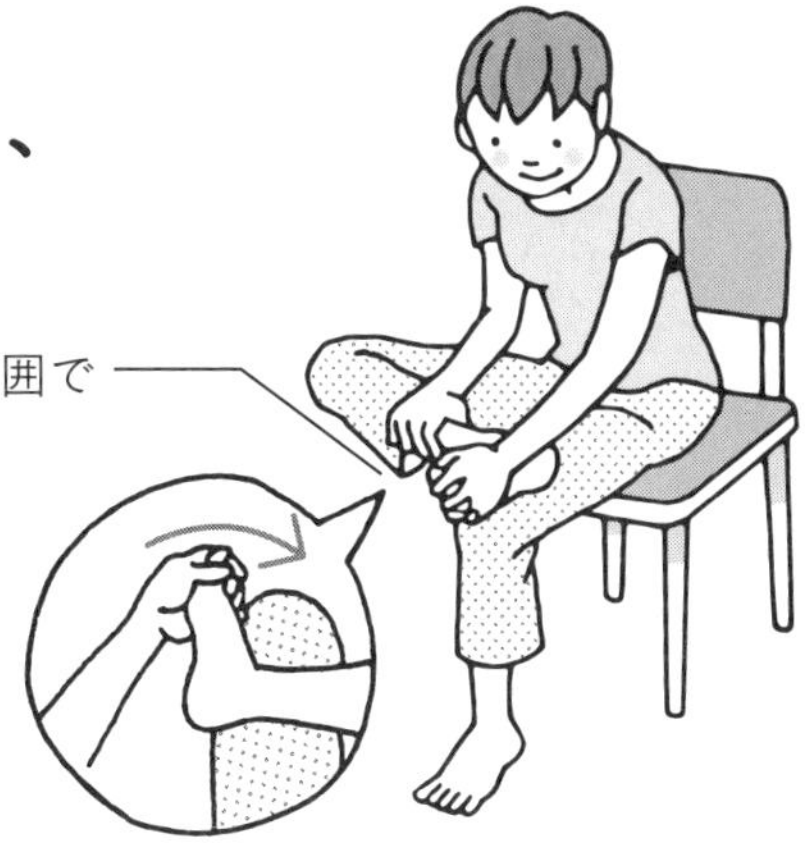
痛さを感じない範囲で
ゆっくりと伸ばす

上から見たところ

4　同様に、足の甲を伸ばす

5秒キープ

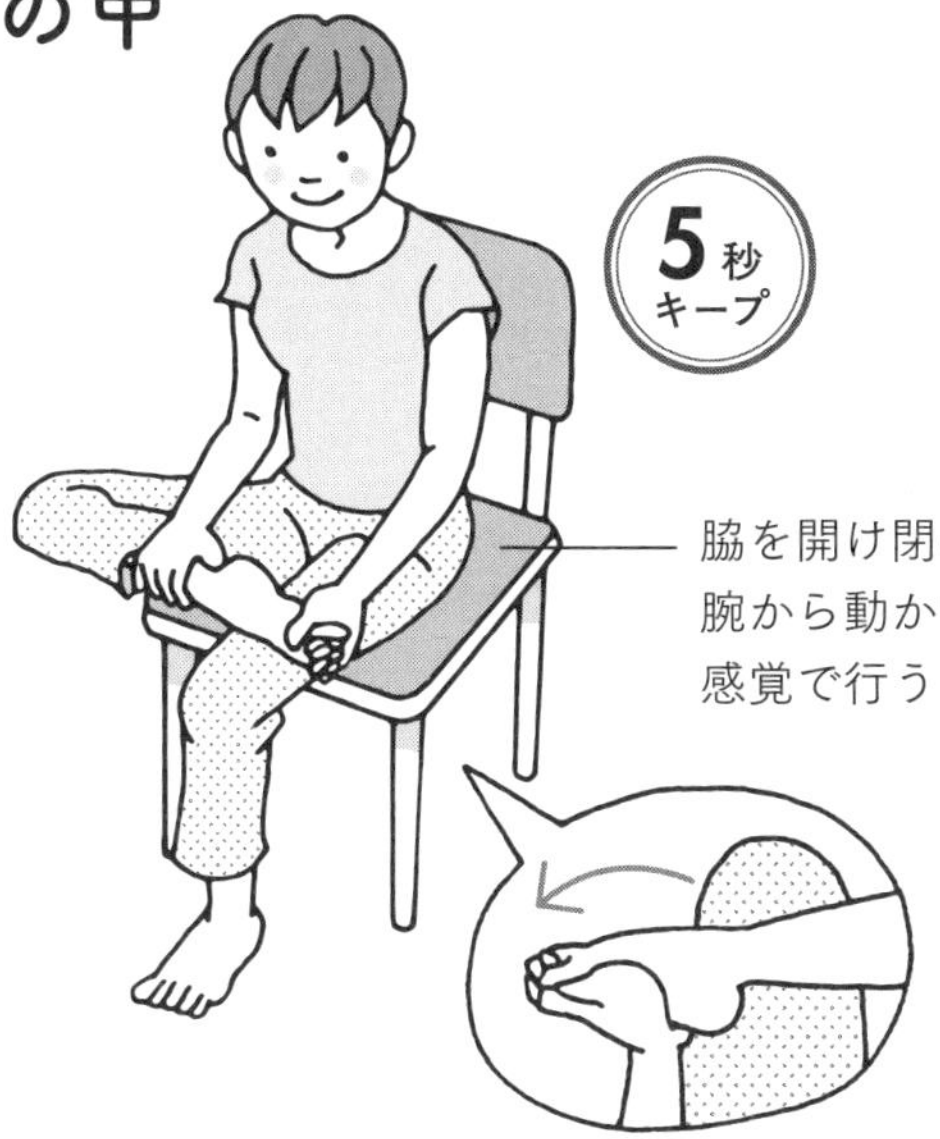
脇を開け閉めして
腕から動かす
感覚で行う

上から見たところ

反対側も同様に
3～4を
交互に繰り返す
3分間

MEMO

個人差はありますが、毎日3分間続けると、平均3～6カ月で足の形は「末広がり型」に戻っていきます。ポイントは、指を奥まで入れず、あくまでも軽く優しく、ふわっとつかむことです。

足指グーチョキパー

足指の筋肉を鍛える運動です。70ページの「ゆびのば体操」とは対照的に、こちらは渾身《こんしん》の力を込めて行うのがコツです。単純に見えて、はじめは思うように足指を動かせないかもしれません。足指の筋力が高まると歩行機能が一気に改善するので、めいっぱい力を入れる練習を続けてみてください。

1 イスまたは床に座り、全身の力を抜いてリラックスする

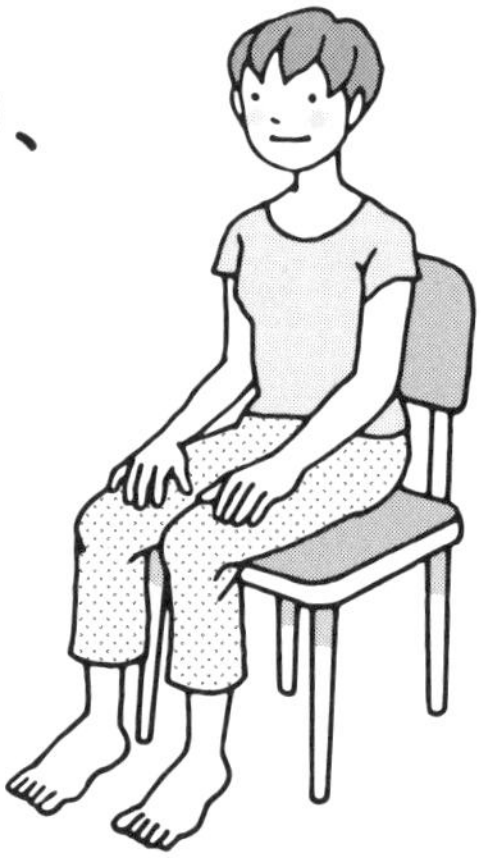

2 片方の足指に力を込めて「グー」の形を作る

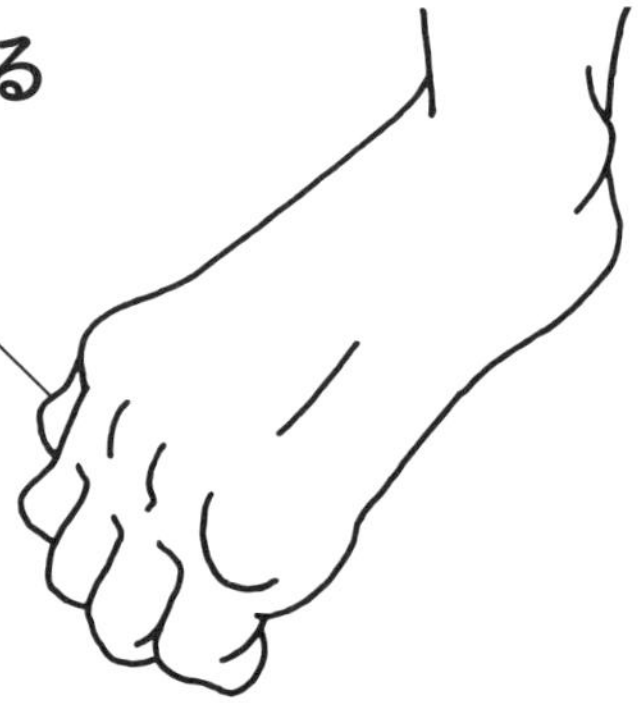
指の根元（第３関節）が浮き出ていれば、しっかり曲げられている証拠

3 足の親指と人さし指を交差させて「チョキ」の形を作る

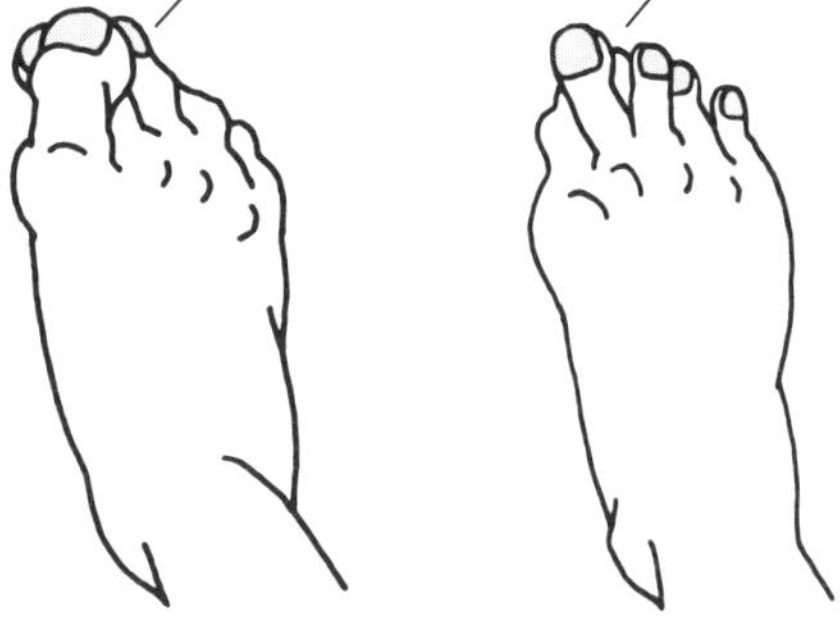
親指を上げたり
下げたりする

4 足指を思いきり開いて「パー」の形を作る

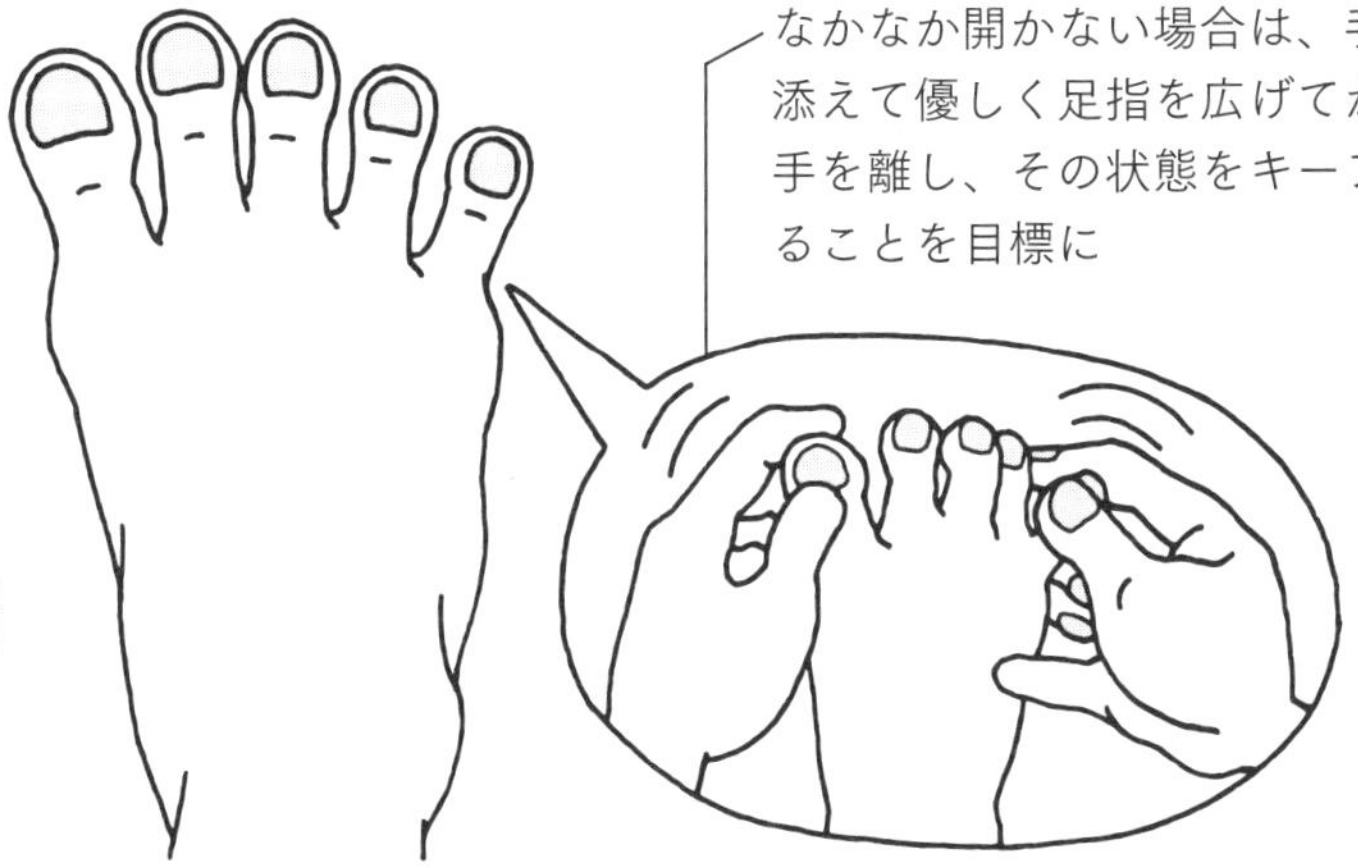
なかなか開かない場合は、手を添えて優しく足指を広げてから手を離し、その状態をキープすることを目標に

反対側も同様に
2~4を
リズミカルに繰り返す
3分間

MEMO

どうしても足指がうまく動かないときは、手を使って優しくサポートしましょう。手で外から足指に力を加える場合は、絶対に無理に開いてはいけません。

かかと落とし

足指のストレッチと、骨を強化する効果のある動きです。骨に刺激を与えて重力を感じさせることで骨を丈夫にすることがわかっていて、骨粗しょう症予防にも。家事や移動の合間など、いつでもどこでも手軽に行えます。

1 壁に片手をつき、足を肩幅に開いて立つ

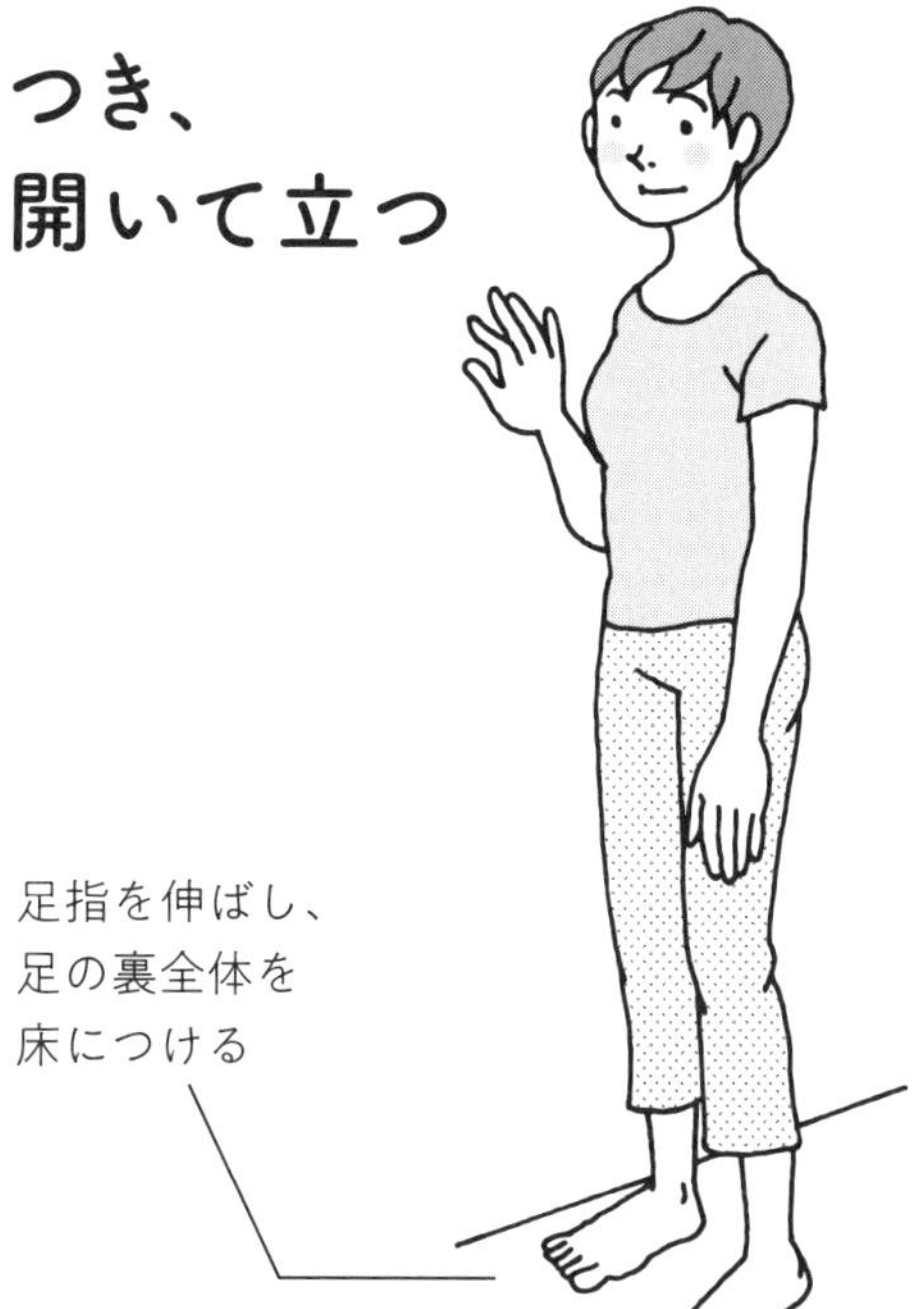

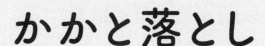

MEMO

◎〈転倒注意〉つま先立ちに自信のない場合は、イスに座って行ってください。
◎足元がふらつく場合は、もう片方の手も壁や机などに添えてください。

2 かかとを上げて つま先立ちをする

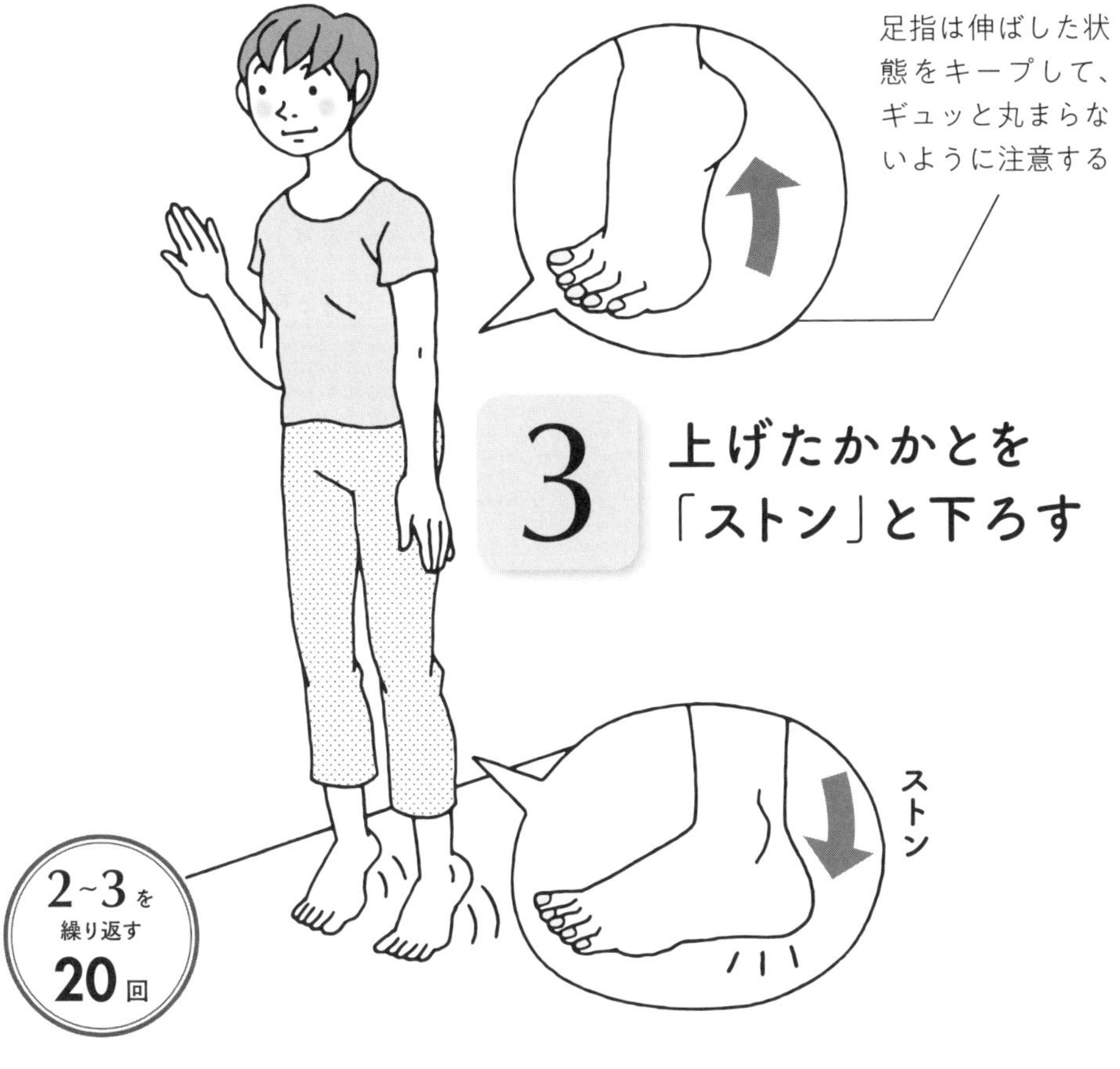
足指は伸ばした状態をキープして、ギュッと丸まらないように注意する

3 上げたかかとを「ストン」と下ろす

ストン
2~3を
繰り返す
20回
MEMO

つま先立ちをするときに、屈み指になっていないかチェックしてストレッチすることを意識しましょう。慣れないうちは、2～3センチの高さからのかかと落としで構いません。慣れてきたら無理のない程度に、徐々にかかとを高く上げてみましょう。

イススクワット

スクワットはフォームを意識することで、かかとから足指まで、さらに親指から小指まで足の裏全体を均等に使うことができます。足指をきちんと使いながら下半身の筋肉を鍛えることで、運動不足の解消とともに、より安定した正しい歩き方ができるようになり、足指への負担を減らせます。

1 イスに浅く座って、腕を胸の前で交差させる

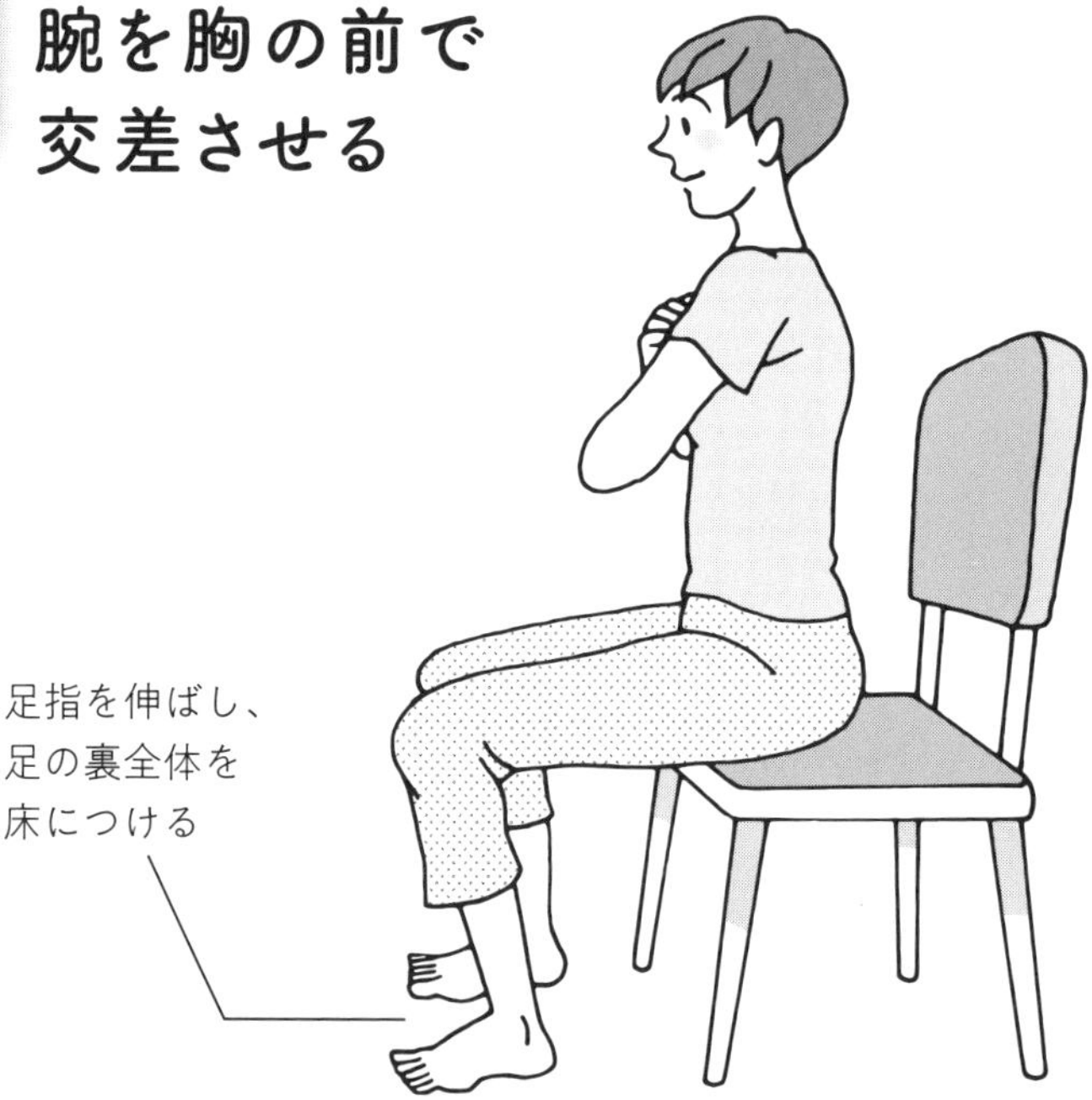

MEMO

安全の確保のために、安定したイスを使ってください。

2 その場でゆっくりと立ち上がる

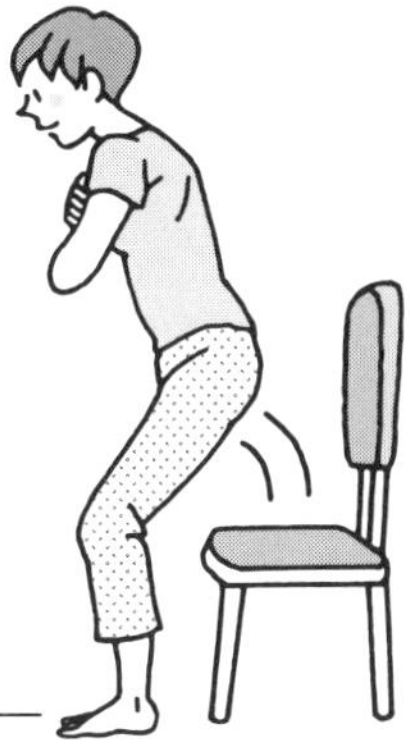

足の裏全体に体重をかける意識をして立ち上がる

3 まっすぐ立ち上がったら、またお尻を下げて座る。座面にお尻が触れたら立ち上がり、また座る動作を繰り返す

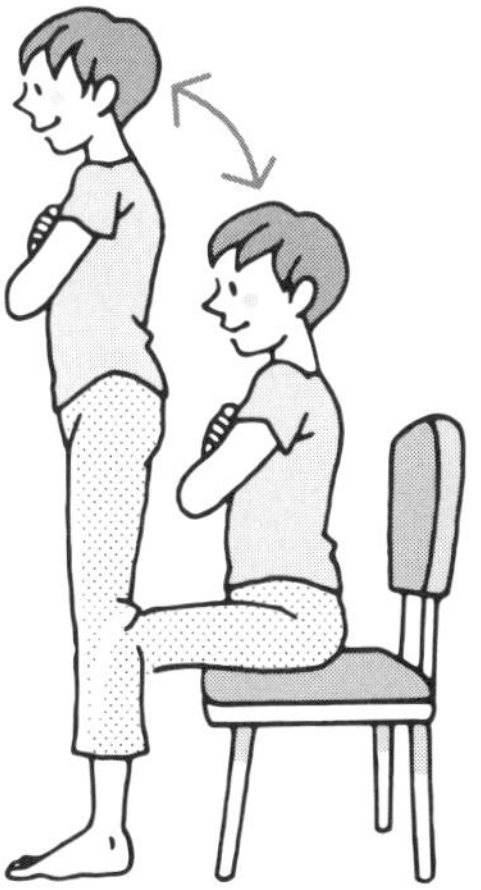

2~3を繰り返す
20回

MEMO

イスを使うと初心者も取り組みやすく、高齢の方でも安全に行うことが可能です。立ち上がるときは足の裏全体で体重を支えるイメージで、足指が屈まないように気をつけましょう。

スクワット

イススクワット（76ページ）に慣れてきたら、立った状態から始めるイスなしのスクワットに挑戦してみましょう。回数をこなすことよりも、ゆっくりと正しいフォームで股関節から動かして、足裏全体を使うことを意識するのがポイントです。

1 耳からくるぶしまで1本の線で結んだようにまっすぐに立つ

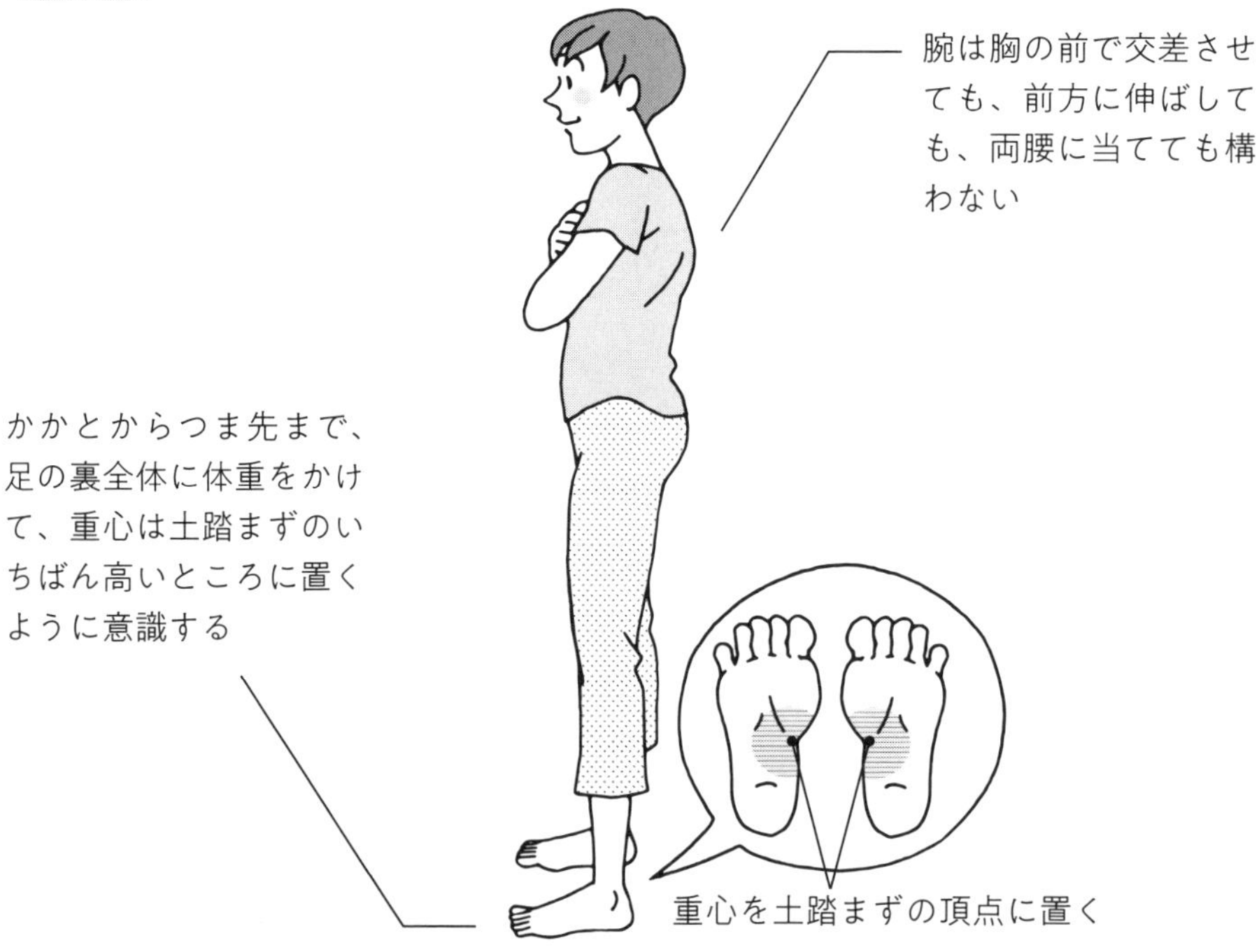

腕は胸の前で交差させても、前方に伸ばしても、両腰に当てても構わない
かかとからつま先まで、足の裏全体に体重をかけて、重心は土踏まずのいちばん高いところに置くように意識する
重心を土踏まずの頂点に置く

2 お尻を後ろに引きながら、上体を前に倒して腰を下ろす

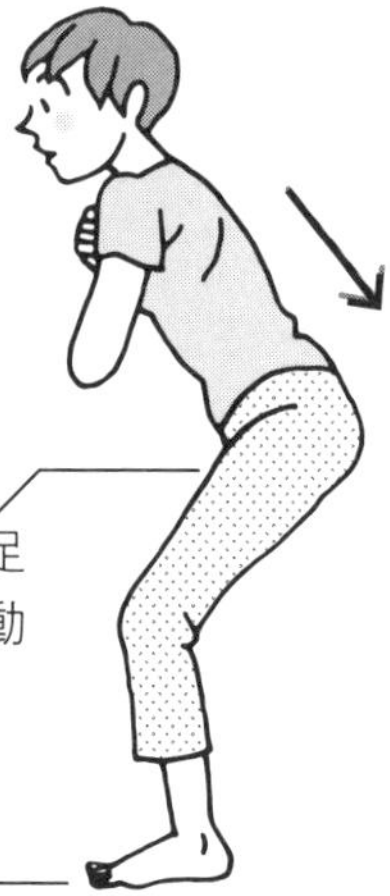
股関節とひざと足首を全て同時に動かすイメージで
土踏まずの頂点から重心を動かさないように気をつける

3 太ももが床と平行になるまで腰を下ろしたら、ゆっくりと起き上がって元の姿勢に戻る

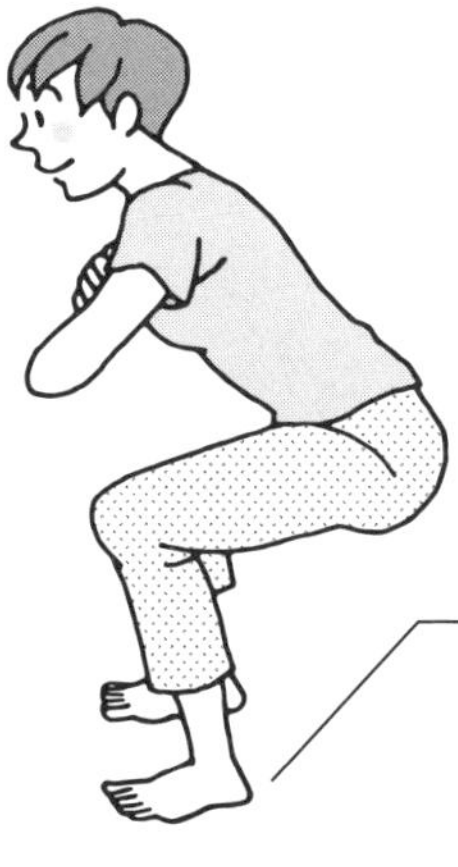
戻るときも、重心を土踏まずの頂点から動かさない

1~3を繰り返す 20回

MEMO

動き始めから終わりまで、足の裏全体に均等に体重がかかり続けるように意識しましょう。

ヒップリフト

足を踏ん張りながら、お尻を引き締めて美尻効果も期待できる「ヒップリフト」。骨盤の動きをコントロールする意識が高められるので、姿勢の安定につながります。雑に行うと腰を痛める恐れがあるので、丁寧にゆっくりと行ってください。

1 仰向けに寝て、両ひざを立てる

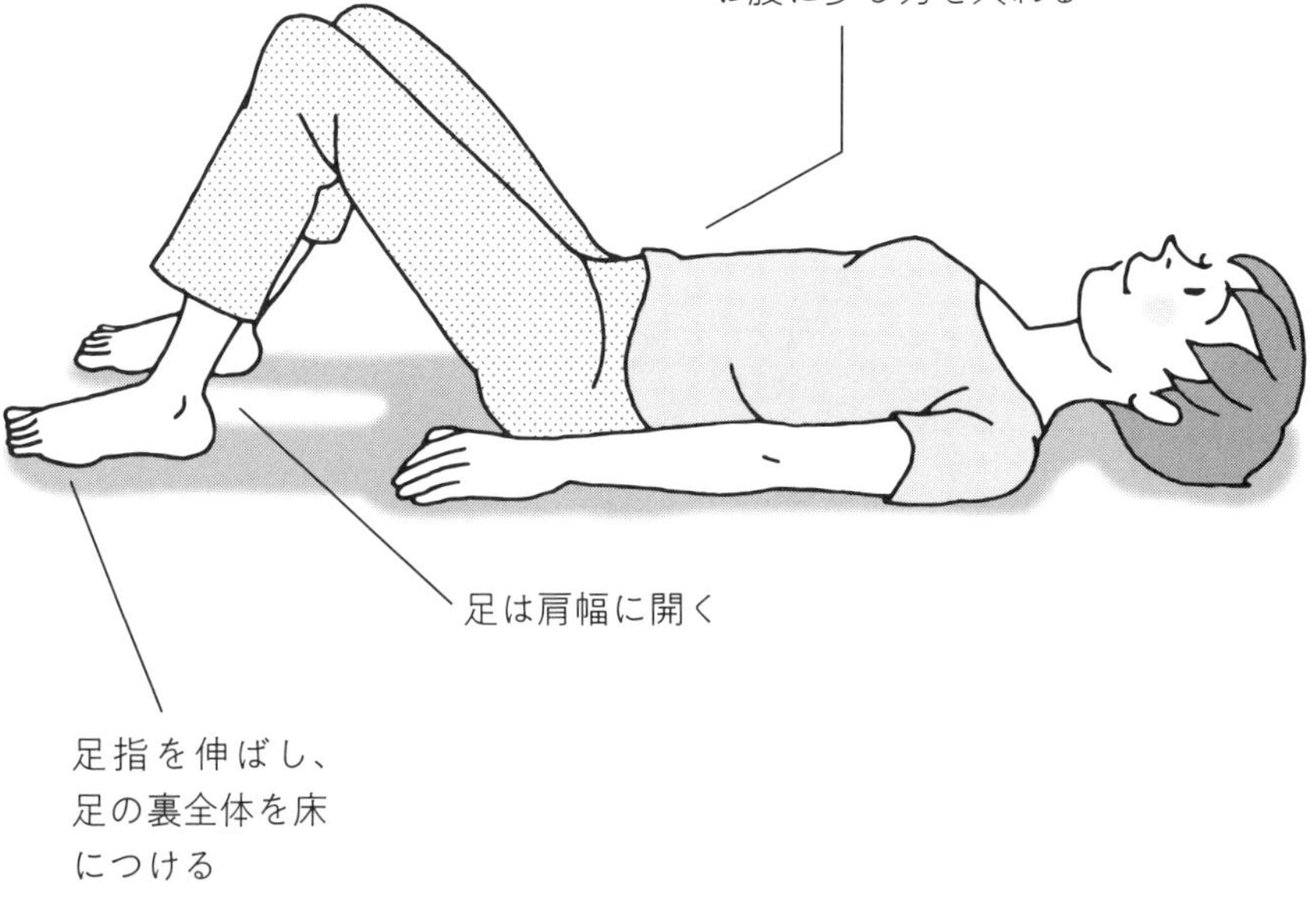
背中が反らないように、
お腹に少し力を入れる
足は肩幅に開く
足指を伸ばし、
足の裏全体を床
につける

2 ゆっくりと腰を持ち上げる。ひざから肩が一直線になるまで持ち上げたら、ゆっくりと腰を下げて元に戻す

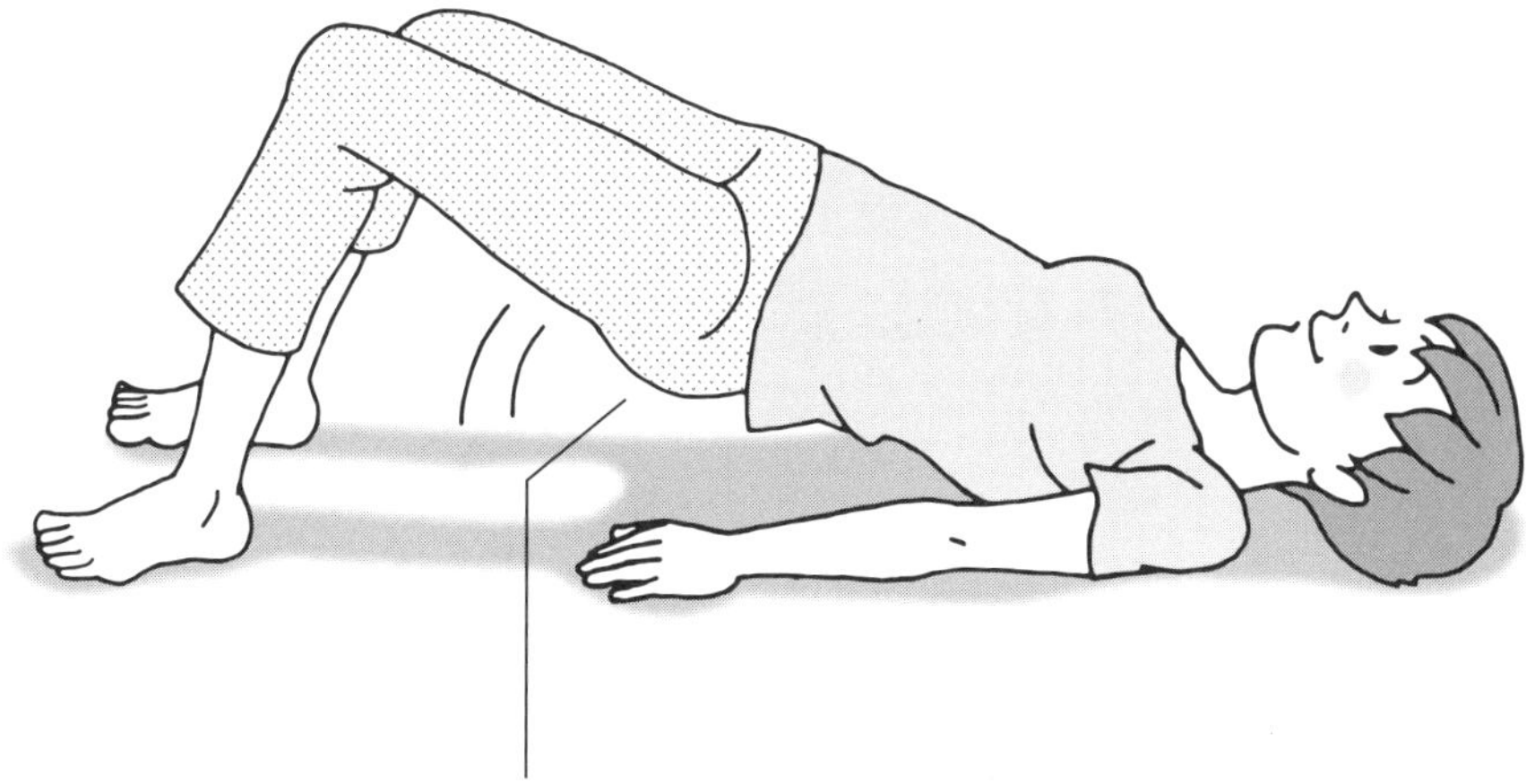

肛門を締めるように
力を入れ続ける

1~2を
繰り返す
10回

MEMO

◎腰を痛めないようにゆっくりと行ってください。
◎足の裏全体で体を支えて、腹筋にも力を入れて姿勢を安定させるのがコツです。

ヒップスラスト

足裏の機能向上とヒップアップを同時に叶えるトレーニングです。スポーツジムなどでもよく行われていて、ヒップリフト（80ページ）と動きは似ていますが、さらに負荷をかけることができます。しっかりと足指を伸ばし、足の裏で体を支える意識を持ちましょう。

1 安定したベッドやソファ、ベンチなどに肩を乗せ、ひざを立てる

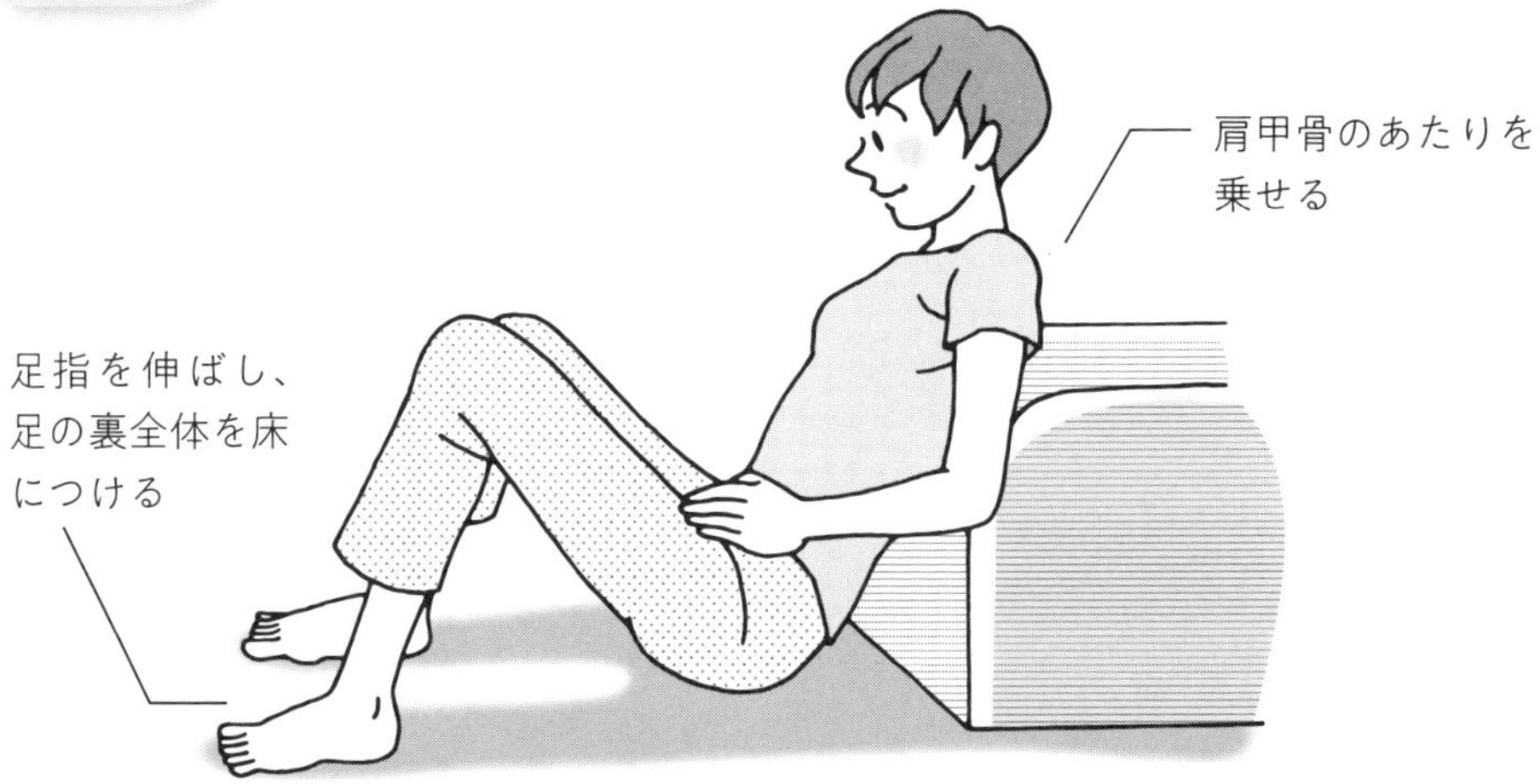
肩甲骨のあたりを乗せる
足指を伸ばし、足の裏全体を床につける

MEMO

◎安全のために、安定性があり体重をかけても動きづらいソファやベッドを使ってください。足元がすべりやすい場合や不安がある場合は中止してください。
◎腰を痛めないように注意してゆっくりと行ってください。

2 腰を持ち上げる

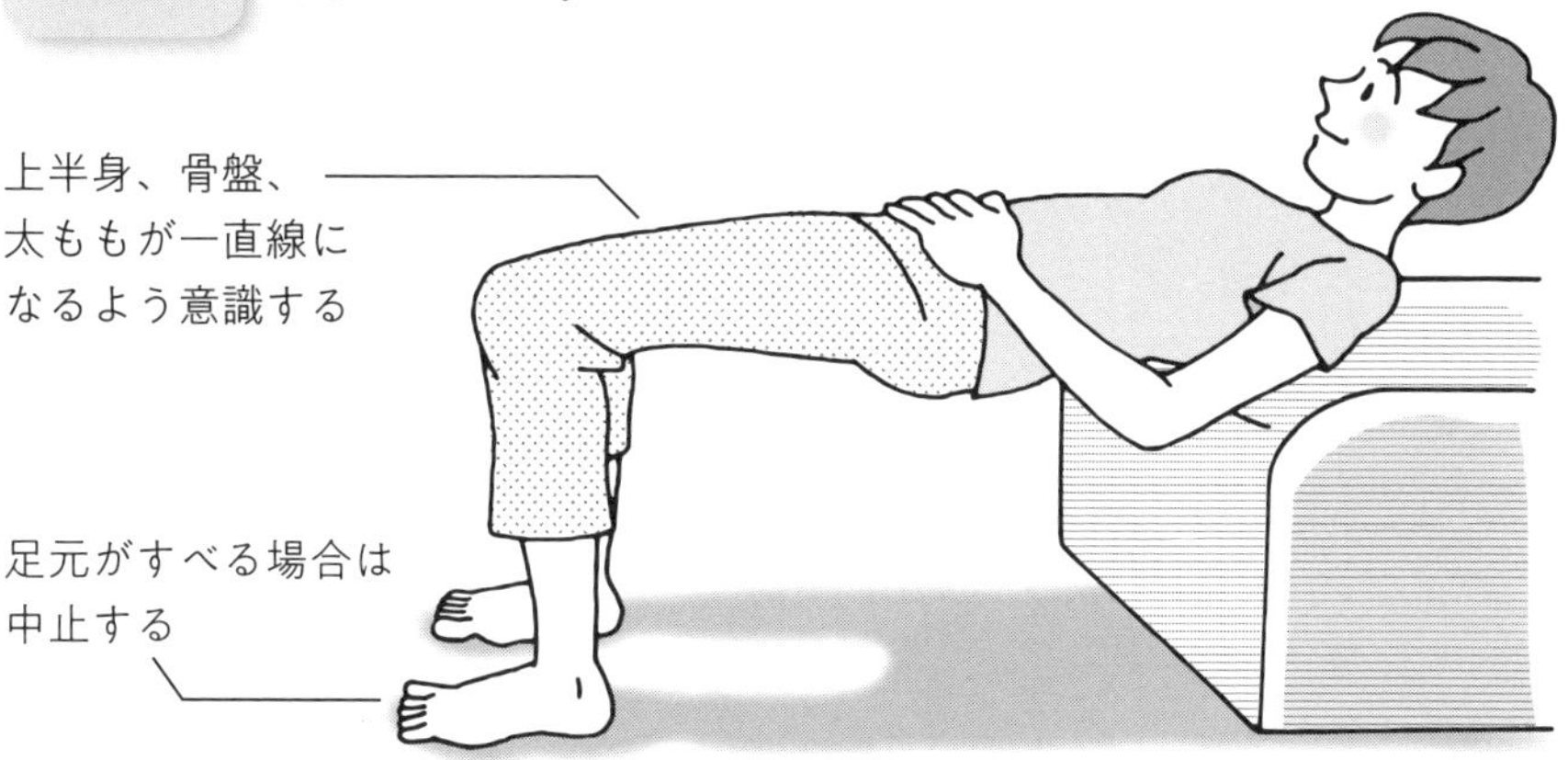
上半身、骨盤、太ももが一直線になるよう意識する
足元がすべる場合は中止する

余裕があるときは…

水を入れたペットボトルを、太ももの付け根あたりに乗せて手で押さえながら行うと負荷が高まります。

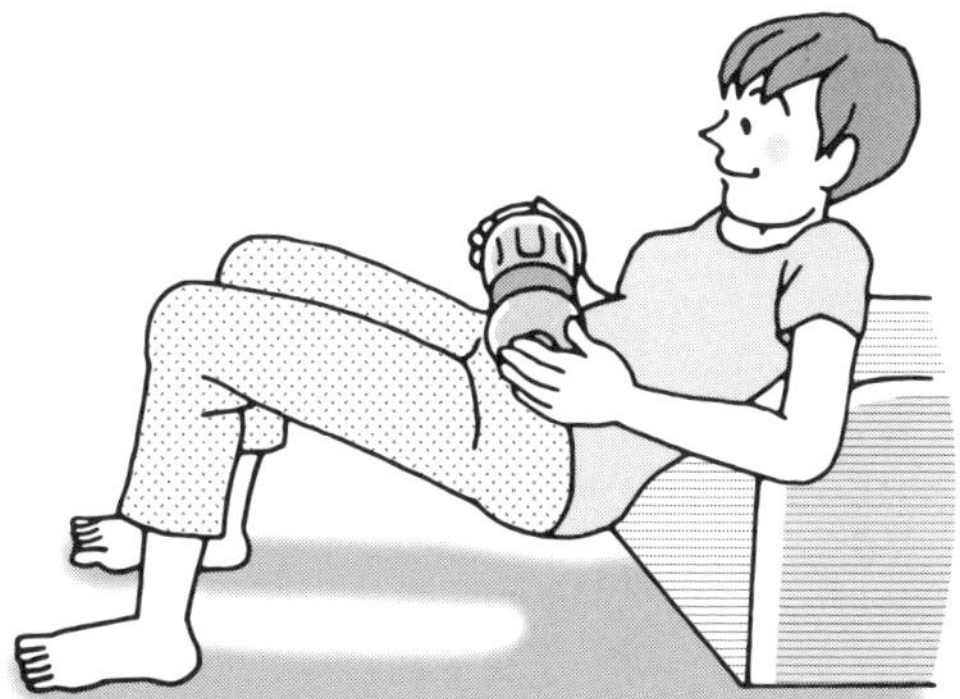

1~2を繰り返す 10回

MEMO

腰を持ち上げるときに息を吐き、腰を落とすときに息を吸うと、さらに効果が高まります。

週3回の「HIIT」で代謝を高める

短時間で驚くほど脂肪が燃焼するエクササイズ

みらいクリニックでは、患者さんの健康増進のために「HIIT《ヒット》（高強度インターバルトレーニング）」というトレーニングを取り入れています。

HIITは、「4種類の運動を1種類20秒ずつ、間に10秒の休憩をはさんで2セット行う」という方法で進めます。合計約4分間で、いずれも負荷が高い運動で心拍数を上げることに意味があります。短い時間ですが、有酸素運動と筋力トレーニングのどちらの効果も得ることができるため、ダイエット効果が高く、心肺機能も向上します。週3回ほど行えば十分です。

4章で紹介する5本指靴下を着用して行うと、さらに足指を使いやすくなります。マットの上などで、滑らないように注意して取り組んでみてください。

「ＨＩＩＴ」の基本的な流れ

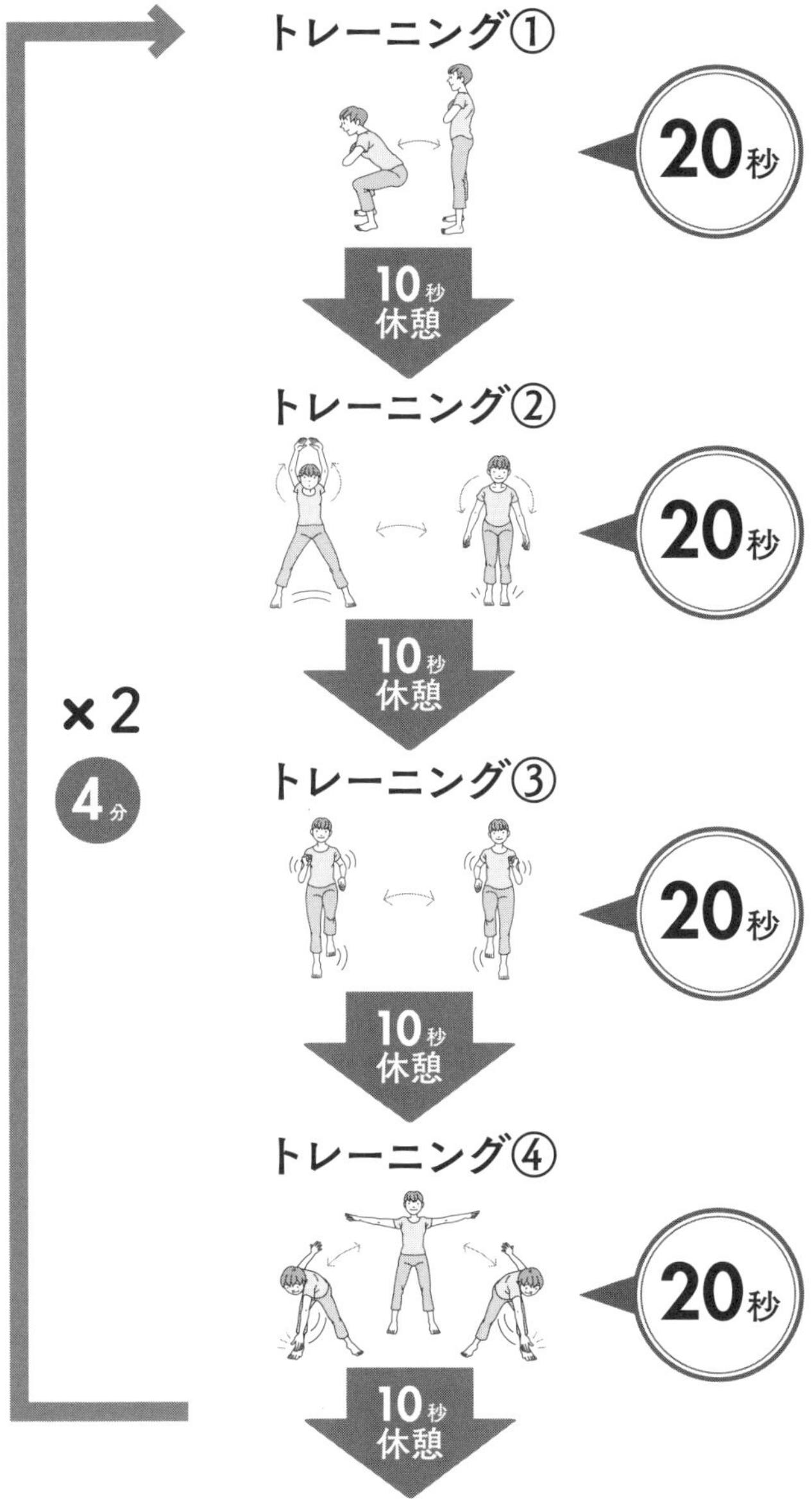

HIIT イス編

①トゥタッチ

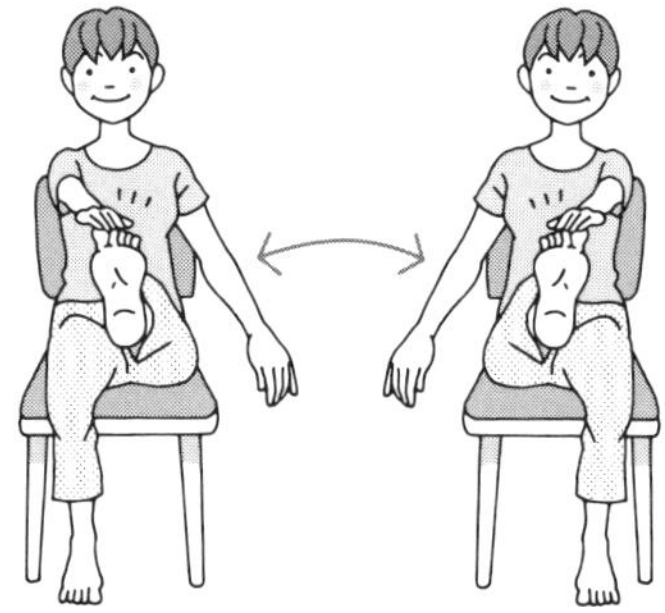

20秒

10秒
休憩

②ポップスクワット

10秒
休憩

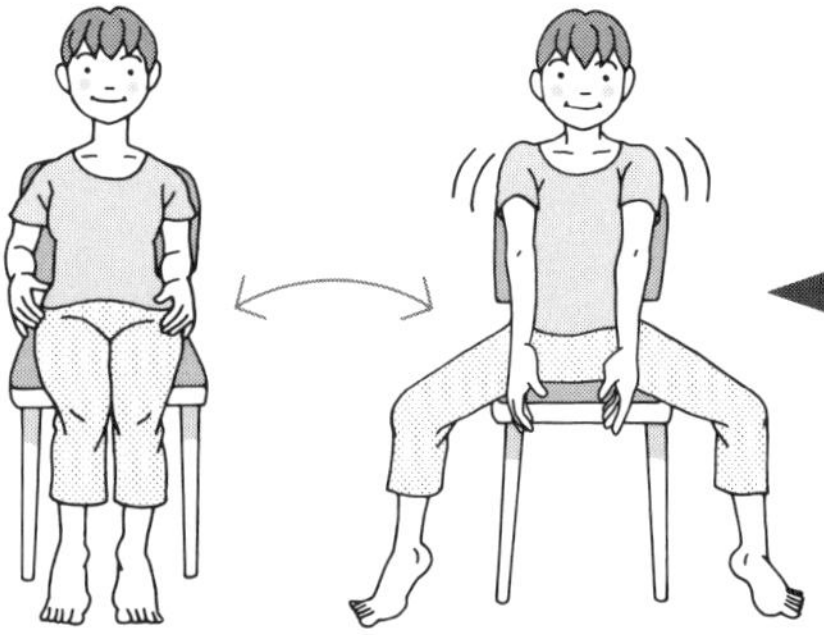

20秒

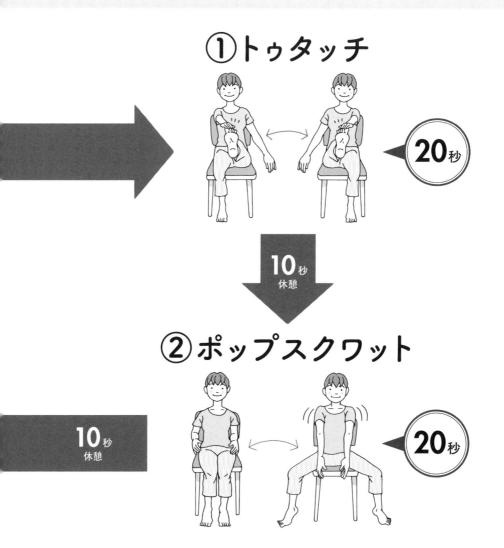

イスに座ったままで行うことのできるプログラムです。室内で取り組みにくいと思われがちな有酸素運動の効果が見込めます。

①〜④を2セット

④フライジャック

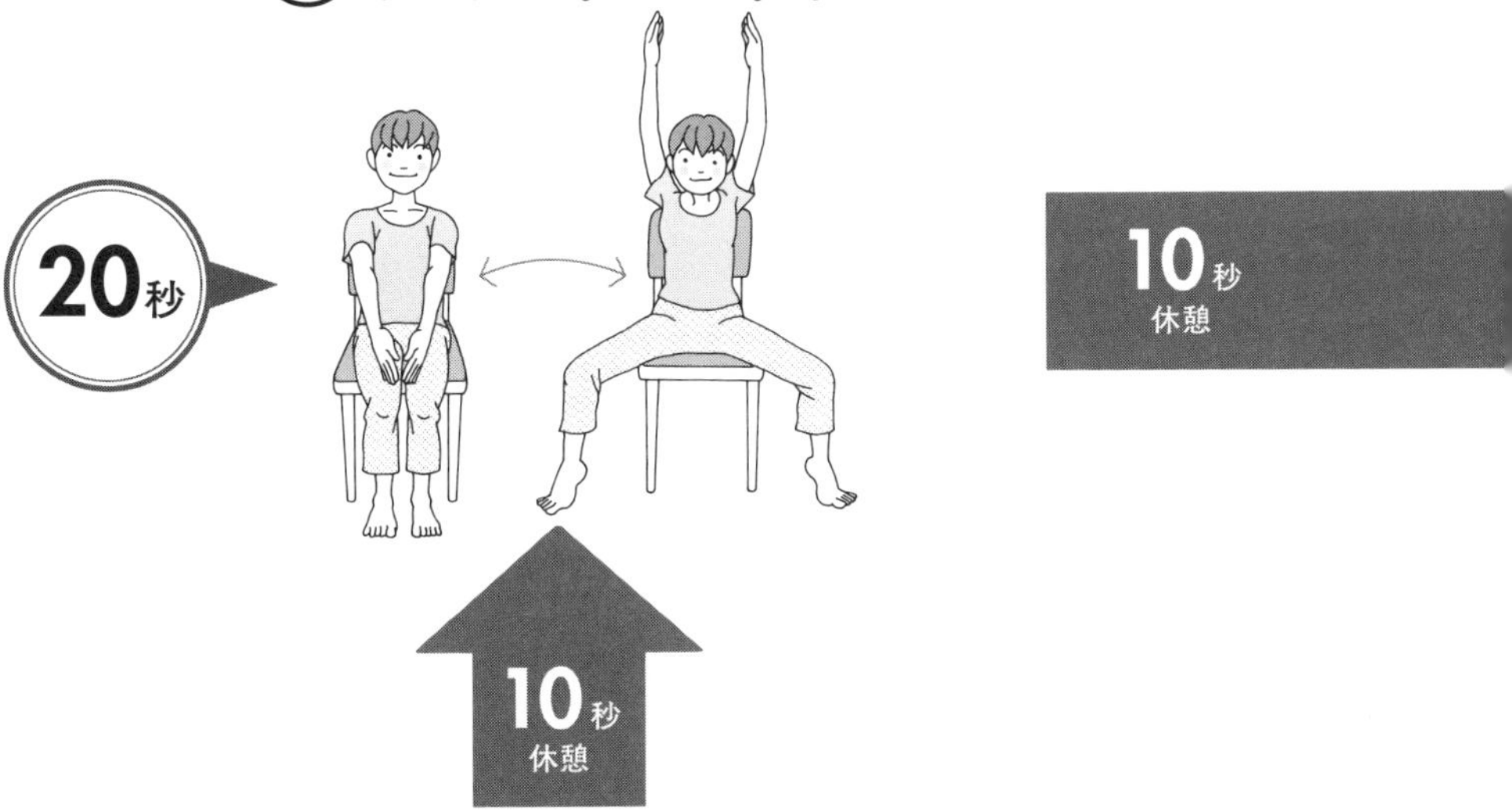

③ランニング（もも上げ）

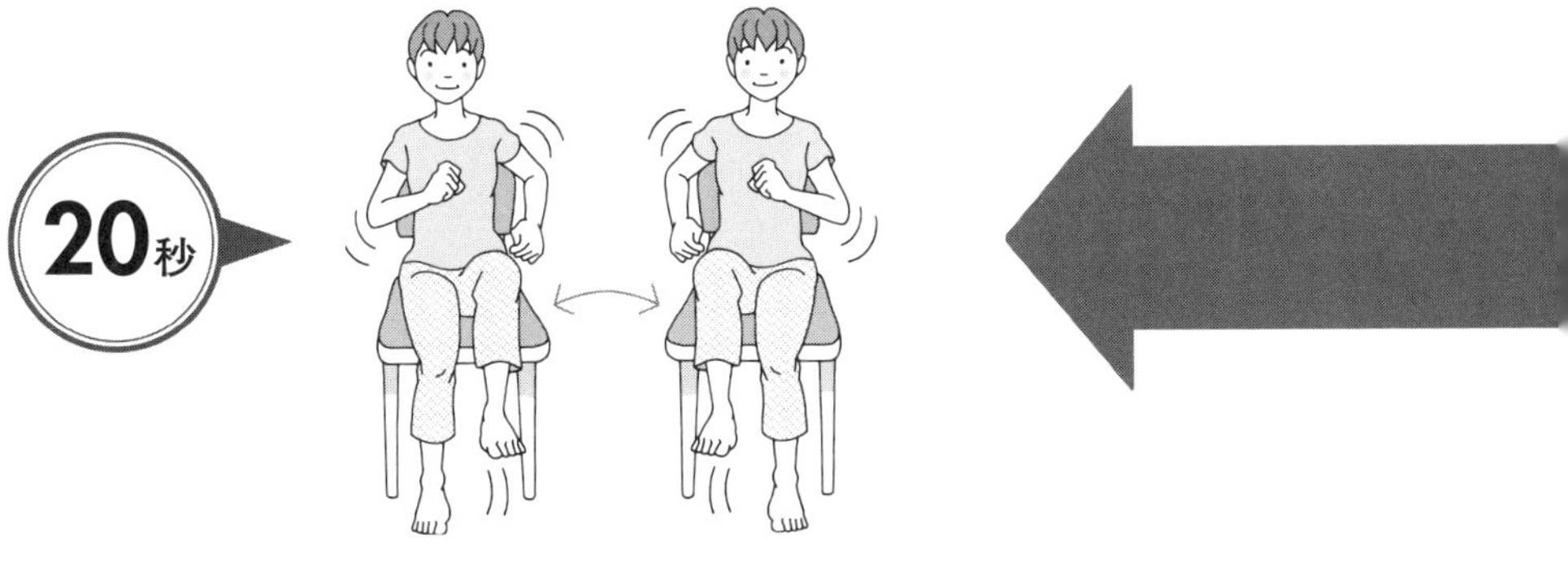

HIIT イス編

①トゥタッチ

イスに座り、足を前方に伸ばしながら、つま先に反対側の手のひらでタッチします。「右足を上げて左手でつま先に触る。左足を上げて右手でつま先に触る」という動作を素早く繰り返します。

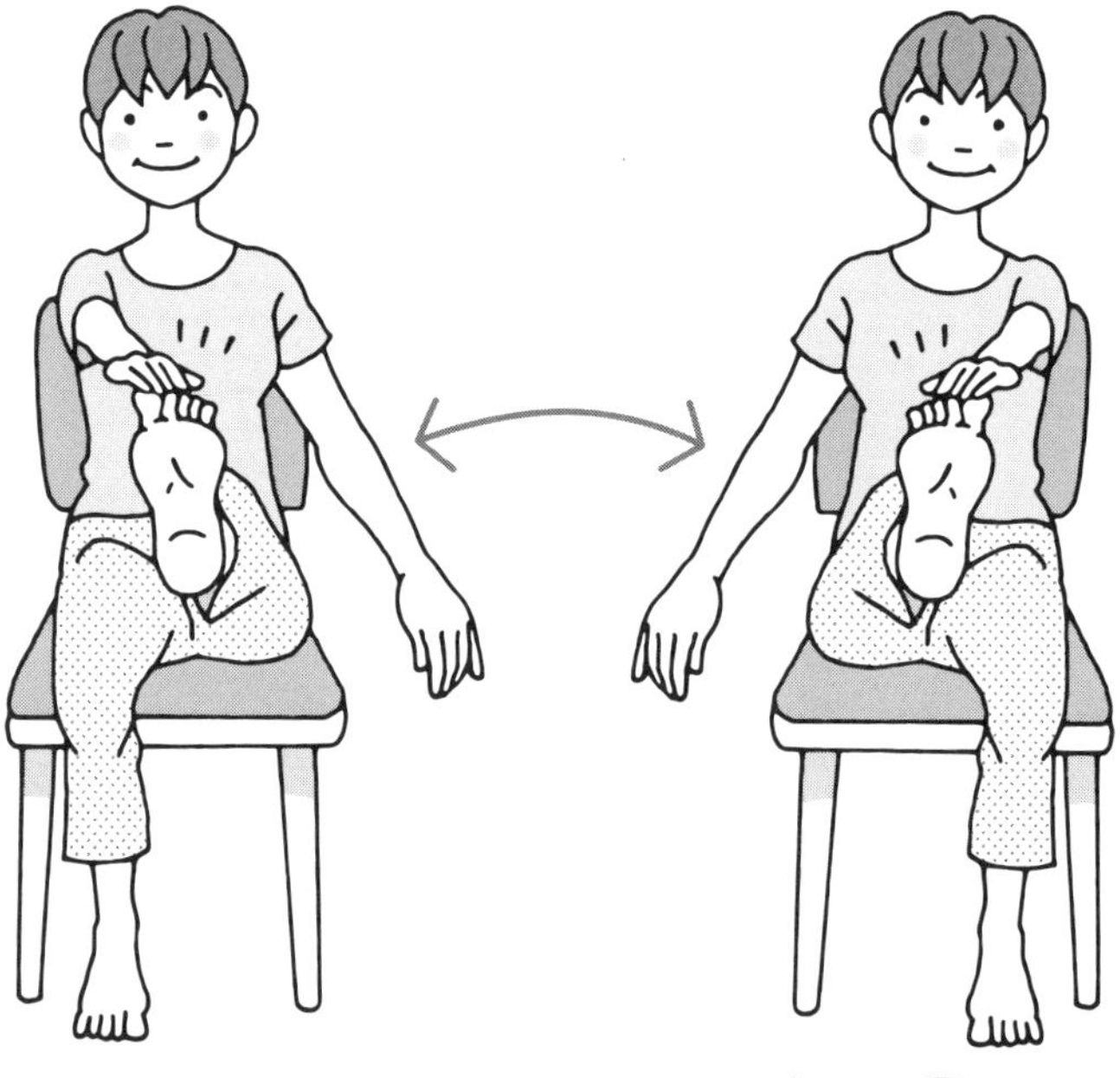

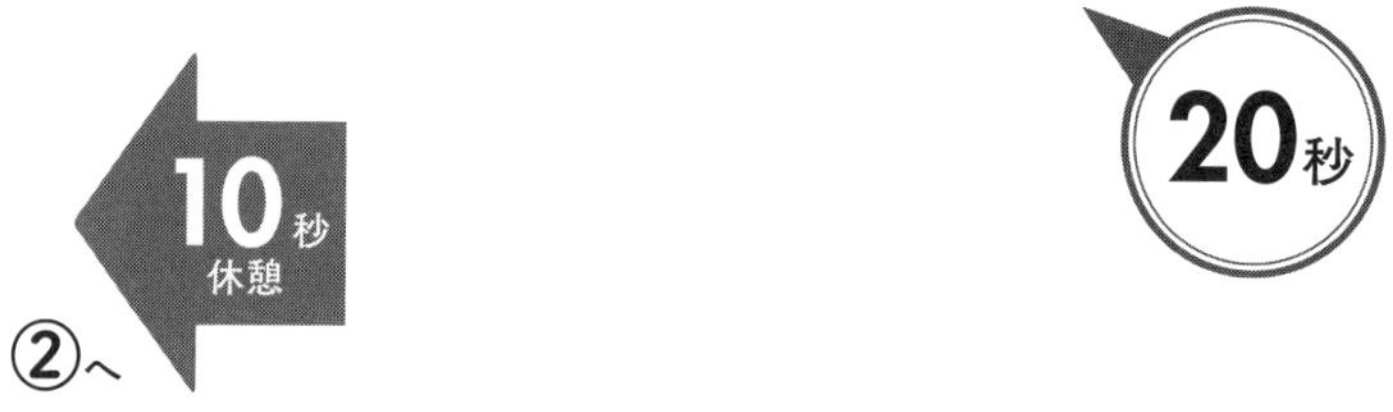

HIIT イス編
②ポップスクワット

イスに座り、両足を開いたり閉じたりしながら、足が開いたときに両手を間に差し込む動作を素早く繰り返します。

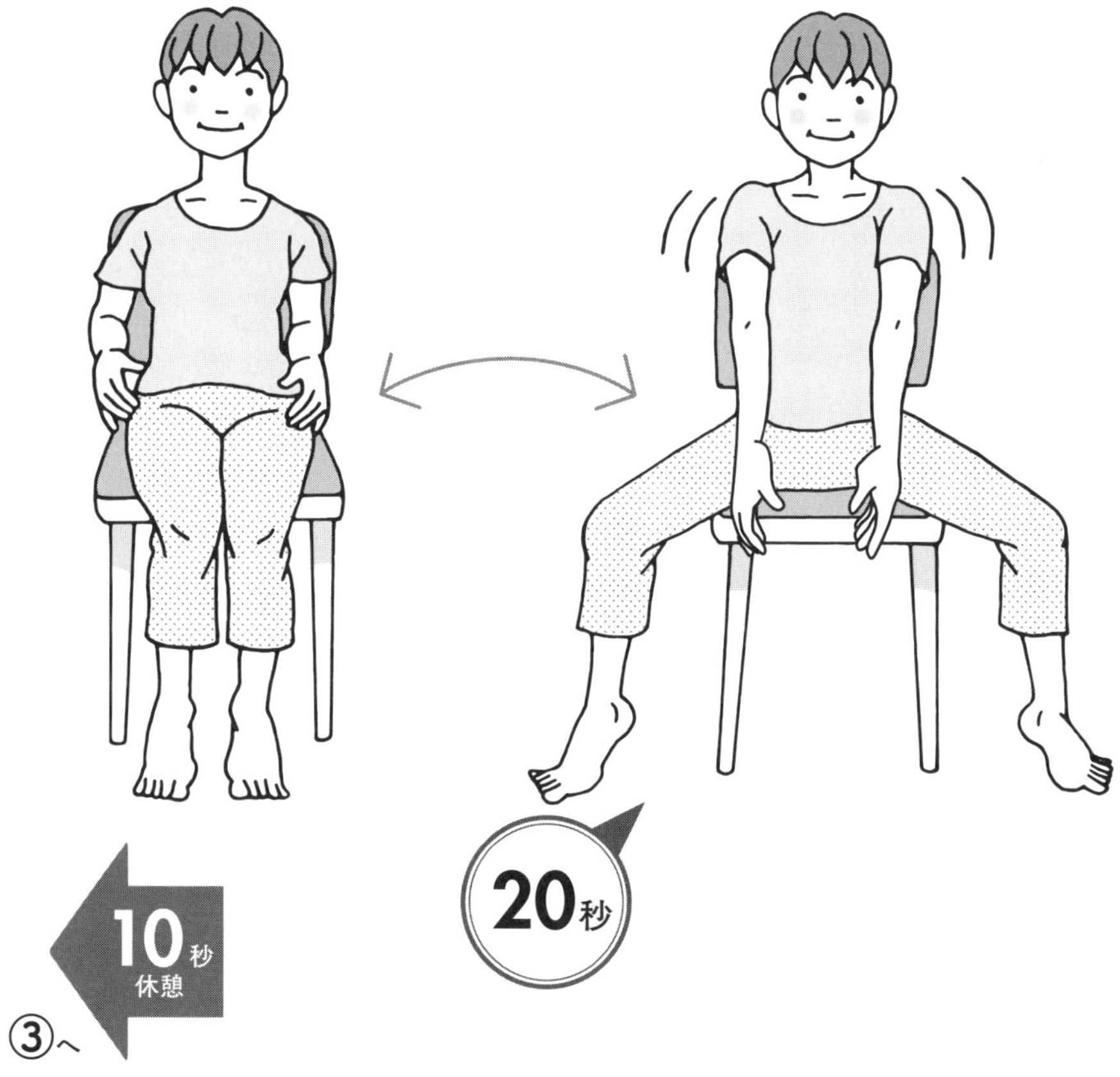

HIIT イス編

③ランニング（もも上げ）

イスに座り、全力疾走するように左右の太ももを交互に上げ、両腕も前後に全力で振ります。

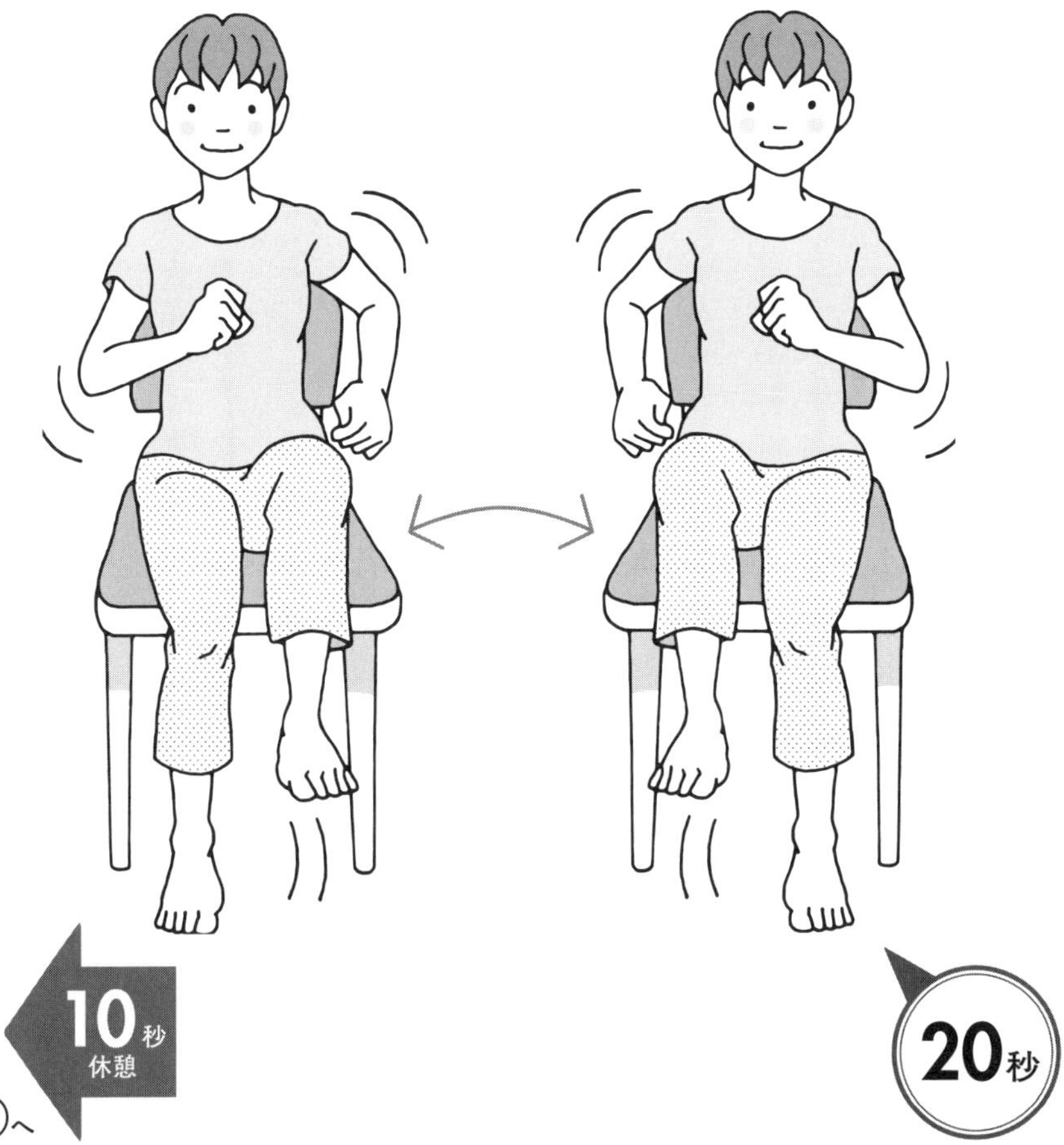

HIIT イス編
④フライジャック

イスに座り、両足を開いたり閉じたりしながら、同時に両腕を上げたり下げたりする動作を素早く繰り返します。

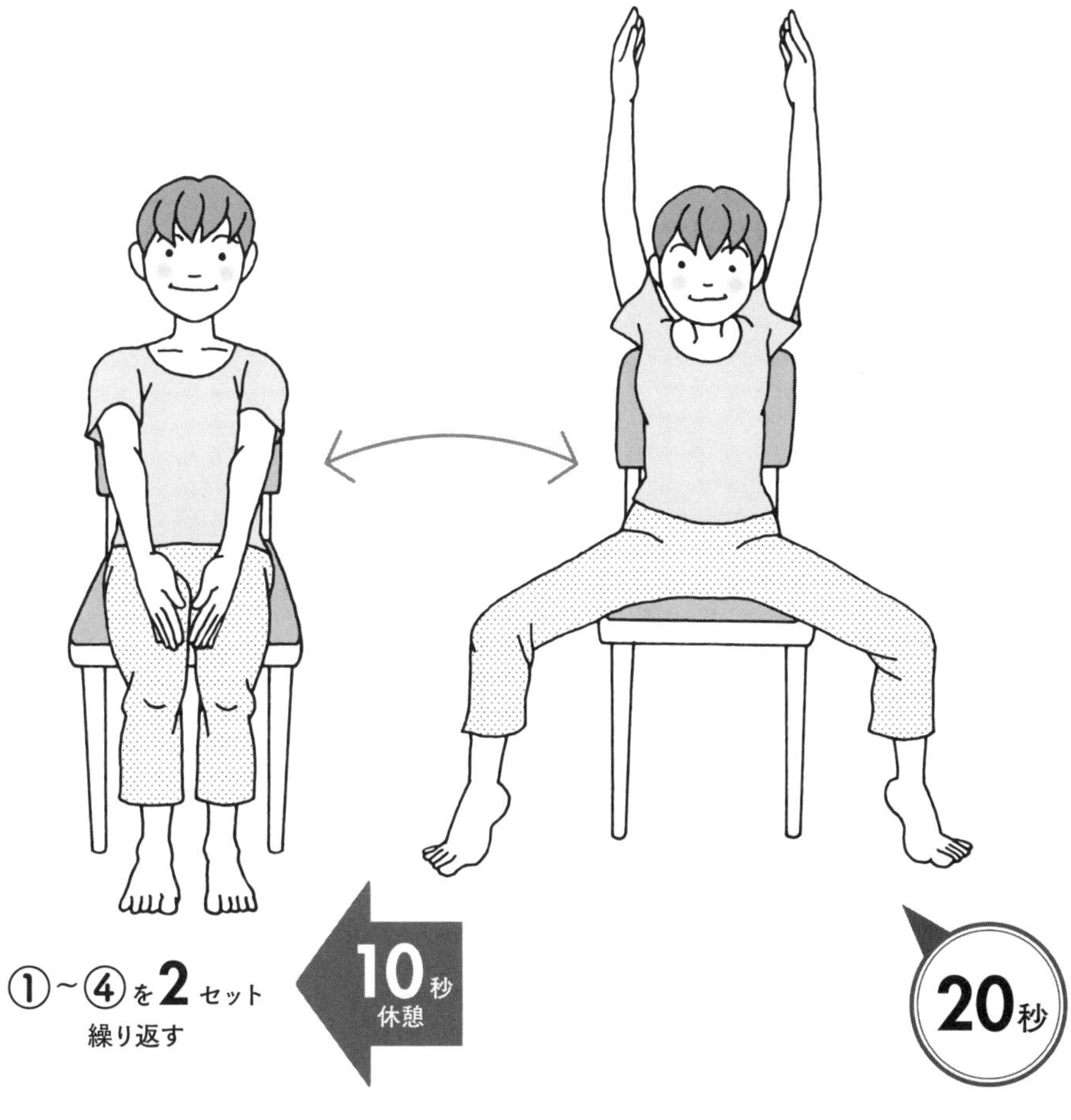

HIIT ハード編

①スクワット

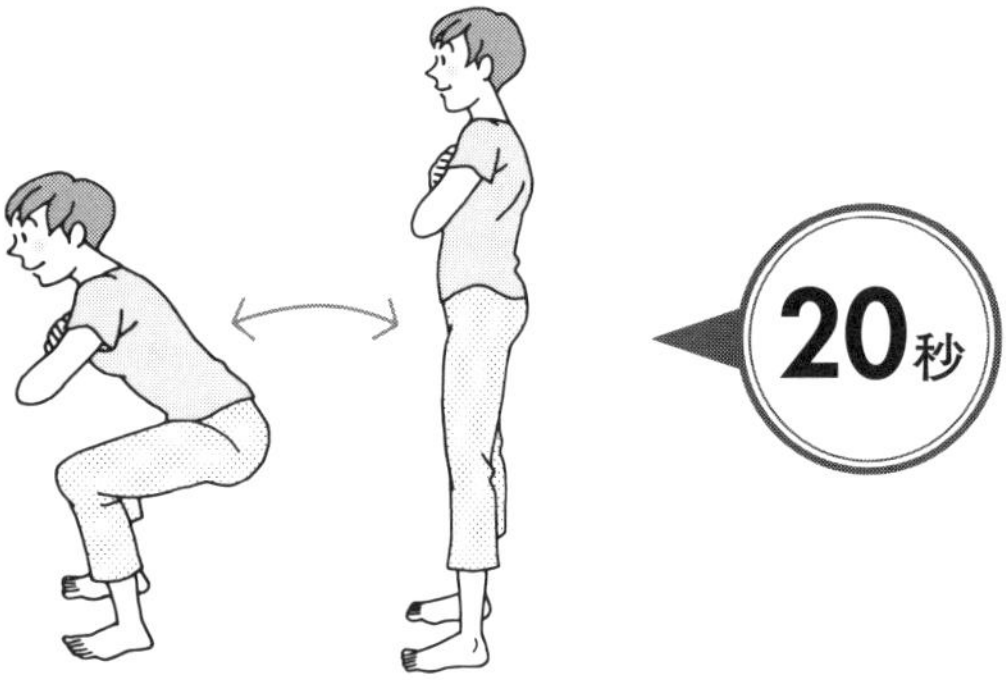

10秒
休憩

②ジャンピングジャック

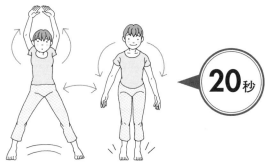

10秒
休憩

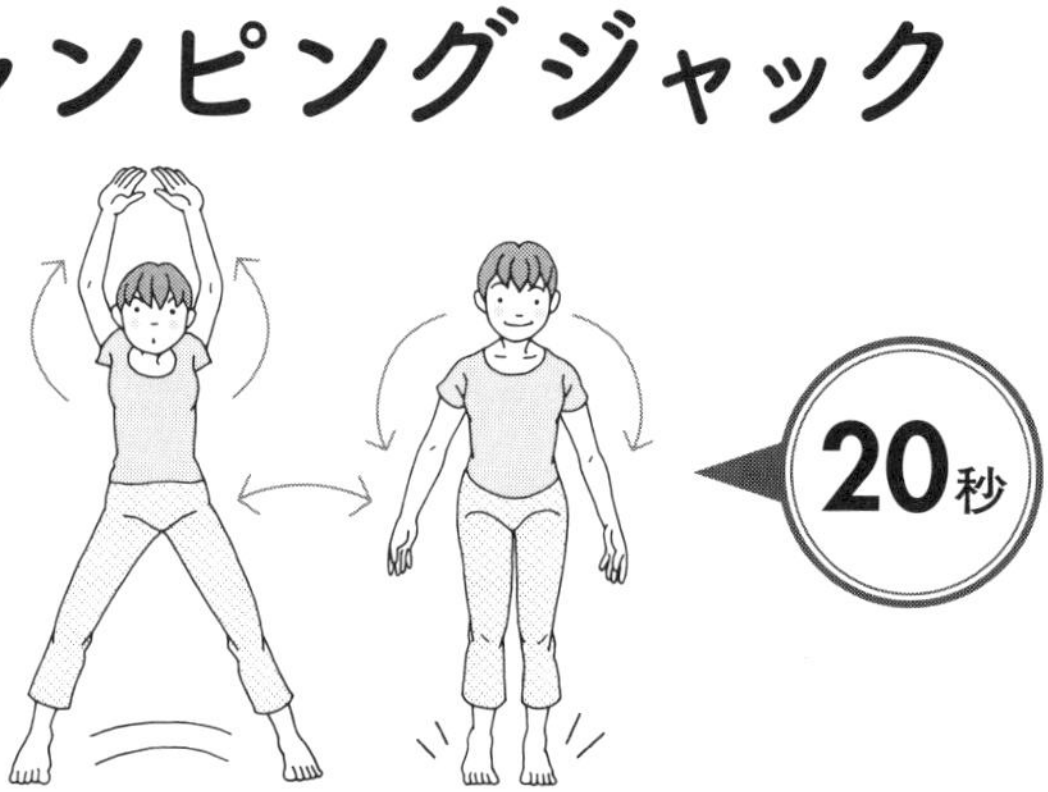

立ち姿勢で行うパターンのHIIT も紹介します。難易度が上がりますので、「イス編」に慣れてから取り組むのがおすすめです。

①～④を2セット

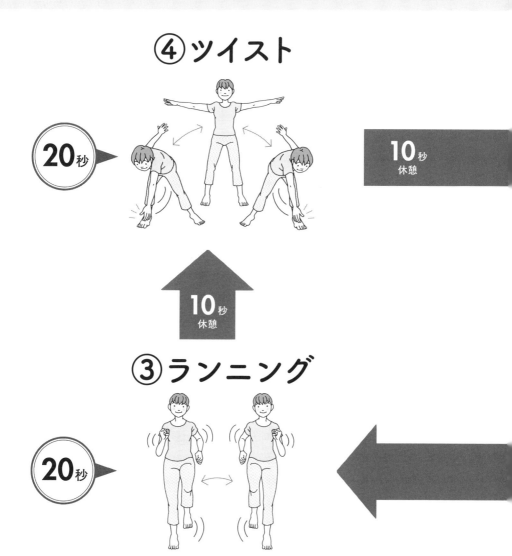

④ツイスト

20秒

10秒
休憩

10秒
休憩

③ランニング

20秒

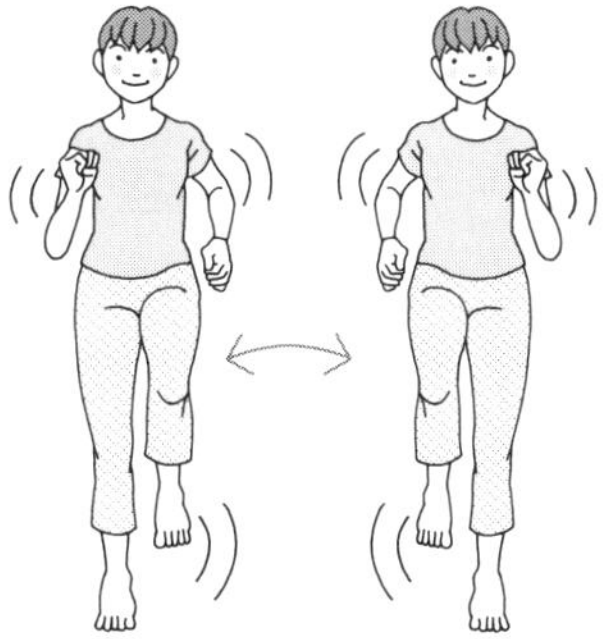

HIIT ハード編
①スクワット

まっすぐに立ち、太ももが床と平行になるまで体を屈めたら元に戻る動きを繰り返します。78ページで紹介した方法と同様に。

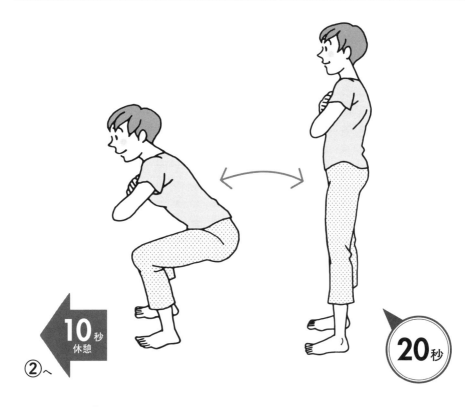

MEMO

しっかりと足の裏全体で体重を支えましょう。

HIIT ハード編
②ジャンピングジャック

ジャンプをしながら、両腕と両足を大きく開いたり閉じたりする動きを繰り返します。

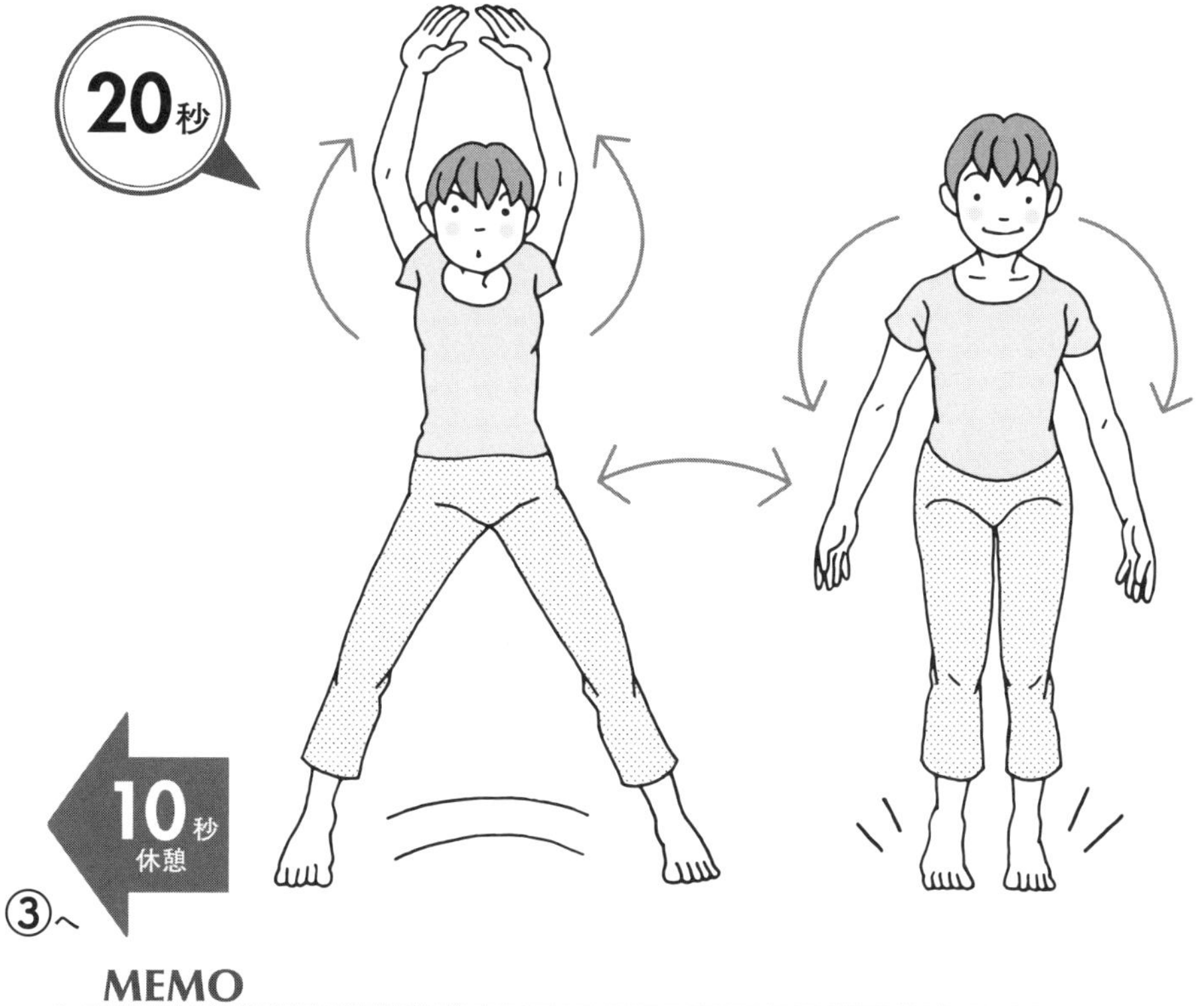

MEMO

ここでは筋力トレーニングよりも有酸素運動を目的に、しっかりと心拍数を上げていく意識で行いましょう。

HIIT ハード編

③ランニング

その場で全力疾走するように左右の太ももを交互に上げ、両腕も前後に全力で振ります。

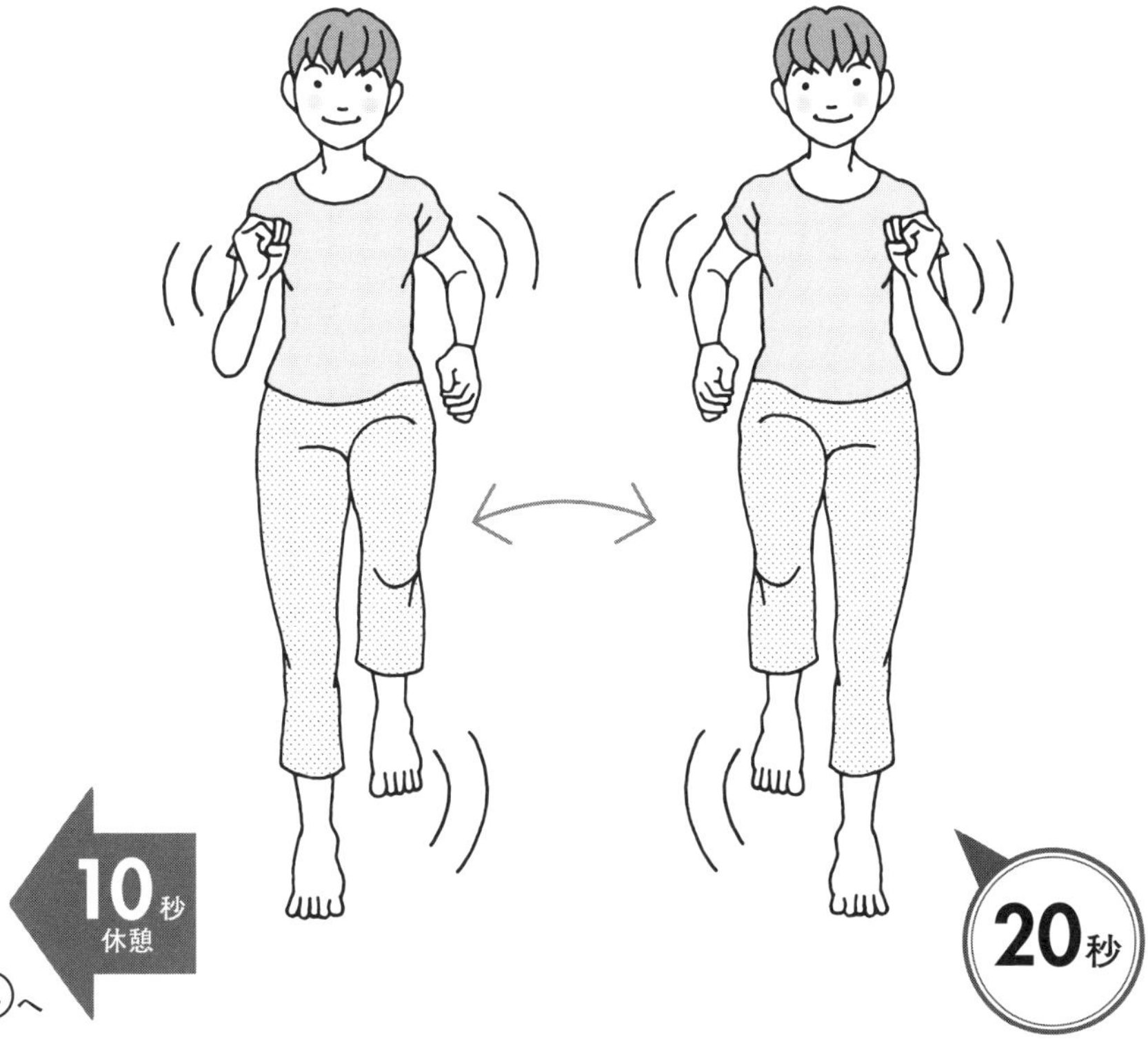

MEMO

自分でできる最も速いスピードで行うのがポイントです。ふらついて転びそうになる方は、無理のない範囲のスピードで行ってください。

HIIT ハード編
④ツイスト

両足を大きく広げ、両腕を左右に伸ばして、「大の字」のポーズからスタートします。右手で左足のつま先にタッチして元に戻り、左手で右足のつま先にタッチして元に戻る動作を繰り返します。

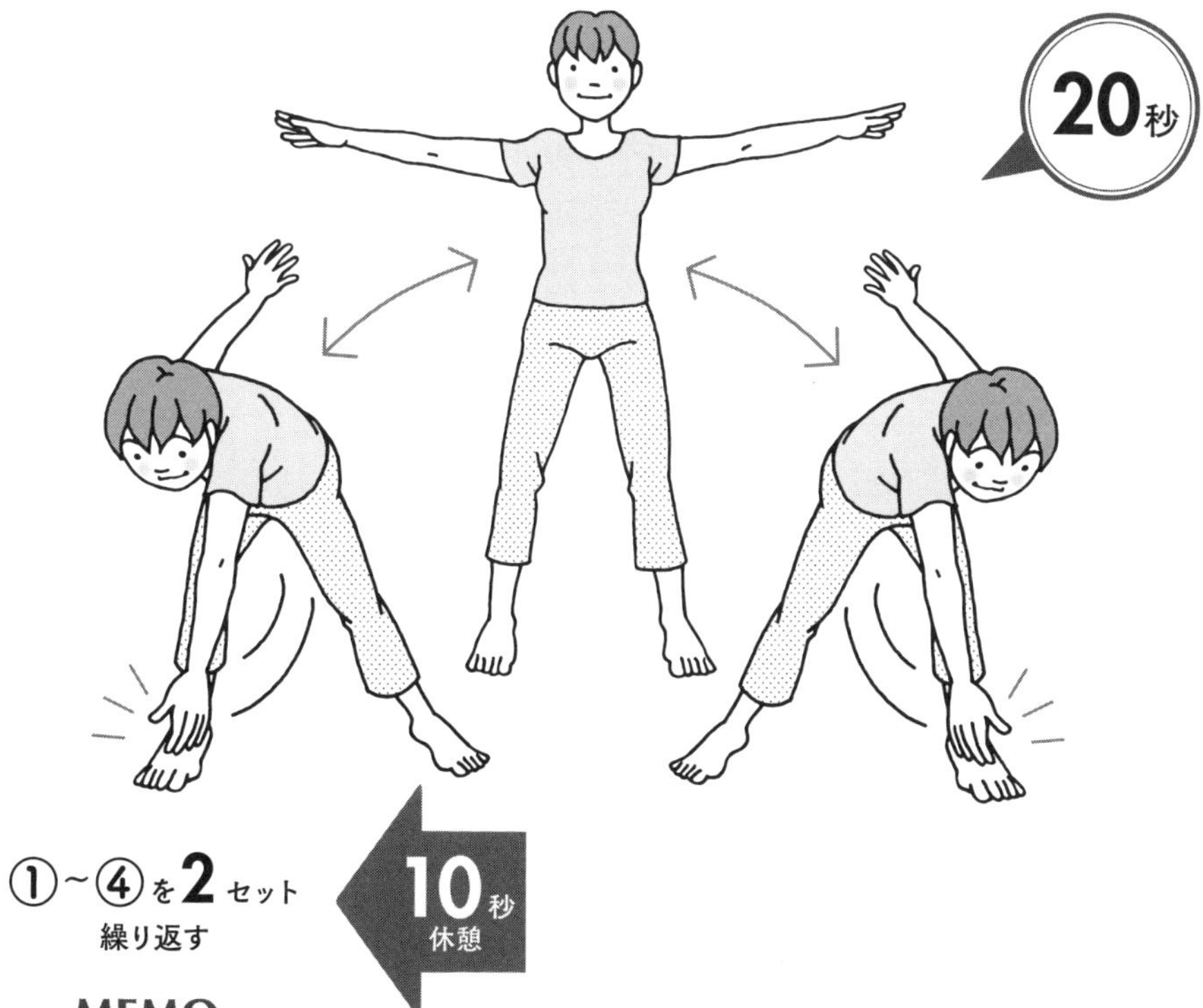

MEMO

できるだけひざを曲げずに、ウエストをひねって上体を倒します。タッチしたあとは、毎回必ず体を大の字のポーズに戻すようにしましょう。

• column •

ケガのリスクを抑えて大きな効果を生む「加圧トレーニング」

ほんの短い時間、軽い運動をするだけで、非常に効率よく筋肉を鍛えられる「加圧トレーニング」という方法があります。両腕と両太ももの付け根に専用のベルトを巻き、「適切に血流を制限した状態」で筋肉を鍛えるのです。

血流を制限すると、ベルトより先の腕と足に多くの血液が溜まります。その状態で、軽いダンベルを持ち上げるだけでも、負荷の高い運動を長時間行ったときと同様の筋力アップを図ることができます。

資格を持つインストラクターのもと、正しい方法で行う必要がありますが、病気で体力が落ちた人でも、ケガのリスクを抑えながら、少ない負担で体力・筋力を高めることができます。私は十数年前から、関節が腫れて痛みをともなう関節リウマチの患者さんのトレーニングに取り入れており、「(むしろ) 病気のときこそ加圧トレーニングを行うべきだ」と考えています。

人生100年時代を生き抜く若々しい筋力を保つためにも推奨したい方法の一つです。近年注目を浴び、実施できるクリニックやフィットネスクラブも増えてきています。

4章

足指から始まる全身の健康を守る生活習慣

足指のゆがみが改善すれば一生歩ける！

使えていなかった筋肉の力を呼び覚まそう

「歳を取ると、小さな段差でもつまずきやすくなる」とよくいわれます。その理由について、「足が上がっていないから」と考える方がほとんどではないでしょうか。そして足が上がらないのは、下半身の筋肉が衰えたからだと、太ももなどを鍛えようとします。

もちろん下半身全体を鍛えることも重要です。しかし、多くの人が**「足指が変形して屈《かが》んでしまっている」**という大きな原因を見逃しているのです。

小さな段差につまずくのは、多くは足指が「屈み指」になっていて、つま先を上げる「背屈《はいくつ》」ができないことによります。足指が背屈していないことで、下半身全体の動きが制限され、その結果として足が上がらずにつまずいてしまうのです。

誰もが下半身を鍛えようとしますが、中高年になってから新たに筋肉を増強するのは大変です。もちろん努力をすれば、筋力は何歳になっても向上するものですが、負荷のかかるトレーニングを長く続けるのはなかなかハードルが高いものです。

それよりも、**まず「足指が変形して、力が出せない状態にある」ということに気づくのが先決です。**そして「ゆびのば体操」で足指の形を整え、足指の本来の機能、特に地面を後方に蹴る親指の力や、バランスを取るストッパーである小指の力を取り戻せば、歩行の問題は十分に改善できます。新たに筋肉を増強するのではなく、足指が変形したことで十分に使えていなかった「今ある筋肉の力をしっかり発揮させる」ほうが、近道だということです。

例えば、屈み指だとうまくジャンプすることができず、着地のときに「ドスン」と落ちてしまいます。しかし足指が伸びて正しく使えるようになると、ジャンプしたときに「ふわり」と着地できます。それほど体の動きに変化が表れるのです。

足指の変形を改善すれば、眠っていた筋力がよみがえってしなやかに動けるようになります。動けるようになれば、運動も楽しくなり、より筋力も維持しやすくなるでしょう。そうして自力で一生歩ける体を作っていってほしいと思います。

靴の選び方・履き方

まずは最も長い時間履いているものをチェック

「足トラブルの原因の大半は靴にあり」と私は考えています。

例えば、「全てがやわらかい素材」の靴は、実は足にいいとはいえません。特に外反母趾《がいはんぼし》の方だと、親指の付け根の出っ張った部分が痛くならないように、やわらかい靴を選ばれることがあります。ところが、やわらかい靴では足首がしっかりと保持されず、かえって足が不安定な状態になるため、「屈み指」などが進行してしまう可能性が高いのです。

例えていえば、ひざの痛み防止のためにサポーターを装着する際、やわらかくフニャフニャとした生地よりも、硬めの生地のほうが、ひざ関節をしっかりと保持してくれるようなものです。

女性向けの靴の中で特によくないのは、いわゆる「ローファー」と「ムートンブーツ」です。いずれも足首が保持されず、足が不安定になるため、足指が変形したり、痛みが出たりすることが多いのです。

学生の患者さんに多いのが、中学校まではスニーカーを履いていて、高校入学後にローファーを履くようになってから足の痛みを訴えるというケースです。原因がわからず、病院によっては「おそらく成長痛だろう」といった診断をされることもありがちなのですが、実は靴がローファーに変わったことが原因で痛くなった可能性が高いという場合が多くあります。

足の痛みや変形に気づいたら、**まずは1日のうちでいちばん長い時間履いている靴を確認してみてください。**

ローファー

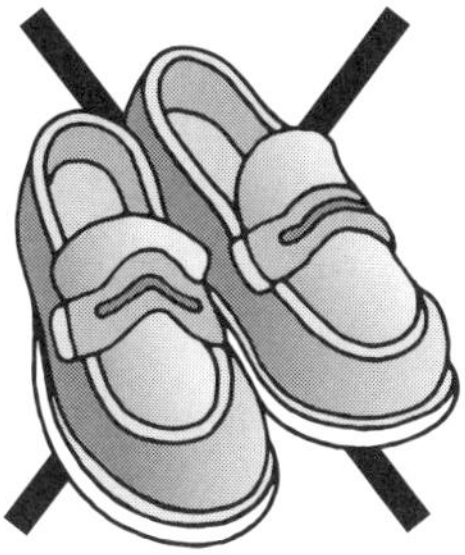

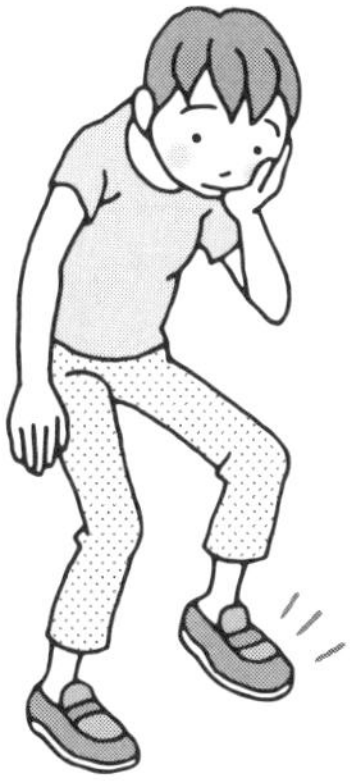

ムートンブーツ

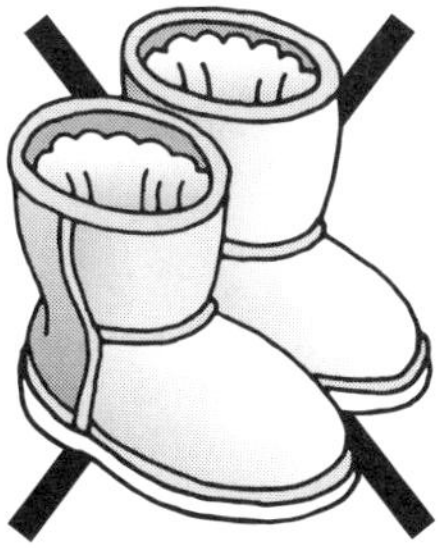

靴を試着するときのコツ

靴を購入するときには、**「形」と「しっかりした作り」**を確認して選びます。

歩きやすさや足の保護を考えると、**理想はやはり「スニーカー」です。**「かかと部分が硬く、足をしっかり固定してくれること」「靴底がねじれるなどせず、着地の衝撃を吸収してくれるクッション性があること」などがポイントです。軽いだけのものは、やわらかい素材でできているため、足首に負担がかかることがあります。

中でも、**靴ひもを通す穴の数が多く（できれば5列以上）、足の甲付近から足首付近まで靴ひもを締めてしっかりと固定できるものがベスト**です。足が靴の中で動かず、足首が保持されることによって安定感があるため、負担が少なく疲れにくくなります。

脱いだり履いたりしやすいように、スニーカーのひもをゆるめに通して結んでいる人もいると思いますが、それではせっかくスニーカーを履いているのに台無しです。

ひもは全ての穴に通して、履くたびに毎回結び直しましょう。**しっかりとひもを締めてみれば、同じ靴でも驚くほど歩きやすくなることを感じられるはずです。**

女性の場合、スニーカーではなくパンプスを選ぶことも多いでしょう。その場合、やわらかい素材のものよりも、エナメル素材のような硬い生地のほうが、足首が不安定になりにくいといえます。**靴選びの際、「足や足首が安定するかどうか」という視点を持っていただくことが重要です。**

お店で靴を購入する際の「サイズ選び」にもポイントがあります。

人の足は、立っているときと座っているときで大きさが少し違います。立つと両足に全体重が乗るので、足の甲が少し下がり、足の長さと幅が数ミリ広がることを念頭に置いて、購入する靴のサイズを決めましょう。

スニーカーを選ぶ際には、「立って歩くこと」を考え、試着時は必ず立ち上がって「足が大きい状態」で履き、少し歩いてみることが重要です。もしも座った状態でぴったりのサイズだったとしたら、立って歩くときには窮屈に感じられるでしょう。

ですからつま先に1〜1・5センチくらい余裕を持たせるのがベストです。

パンプスを選ぶ際には、歩くときに**「かかとが脱げて浮かないこと」**を重視し、試着時はイスに座って「足が小さい状態」で履いてみるのがよいでしょう。座って履いたときにちょうどいいサイズであれば、立ったときにもフィットした状態で履けるはずです。

靴を選んでいるとき、店員さんから「履いているうちに馴染《なじ》みます」と説明されることがあると思います。しかし、しっかり、かっちりした靴が、足に合わせて変形するとはなかなか考えにくいのではないでしょうか。もしも馴染むとすれば、それは自分の足のほうが靴に合わせて変形してしまっている可能性が高いと私は考えます。

足を変形させるような窮屈な靴は、いくらデザインが気に入ったとしても足にとってはよくないので、避けていただきたいところです。**きちんと足に合う靴を選ぶことができていれば、靴ずれなどは起こらないはずです。**

以上のポイントをよく理解しながら、自分の足にぴったり合う、お気に入りの靴を吟味してください。

靴を選ぶときのポイント

スニーカー

靴ひもを
通す穴の数
が多い
かかと部分が
硬い
立って履いたときに
つま先に1～1.5cmの
余裕がある
靴底がねじれず、
クッション性がある

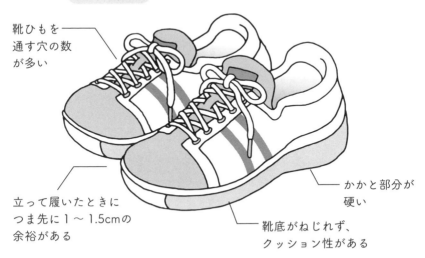

パンプス

かかとが脱げて浮かない
硬い生地のもの
座って履いたときに
ちょうどいいサイズ

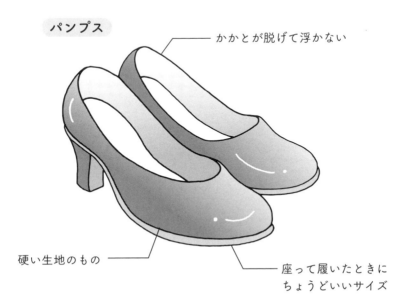

靴下の選び方・着用のし方

ストッキングで足を変形させないコツ

「ストッキング」は、靴よりは弱いながらも外圧がかかり、長時間、長期間着用し続けると、足の変形はどんどん進んでしまいます。日常的にストッキングを着用している女性は多いと思いますから、むしろ足が変形しないほうがおかしいという状況です。可能であれば、着用時間を少しでも短くしていただきたいのですが、TPOなどによって、まったく着用しないわけにはいかないと思います。

そこで、ストッキングを着用する際にできる、足指への負担を減らす工夫を紹介します。

多くの方が、ストッキングを足先から上までめいっぱいに引っ張り上げた状態で着用していると思います。しかしそうではなく、**いったん着用したあとで、足指の部分**

を引っ張ってゆるめましょう。それだけでも、いくらか足の指が動きやすくなります。足の指が動く余裕があれば、ギュッと足先を締め上げて着用しているときよりも、変形しにくくなるでしょう。

そのほか、最近ではストッキングの下に着用できる5本指靴下などもあります。またストッキングにも「5本指」で作られているものがありますので、着用機会が多い方は試してみるのもおすすめです。

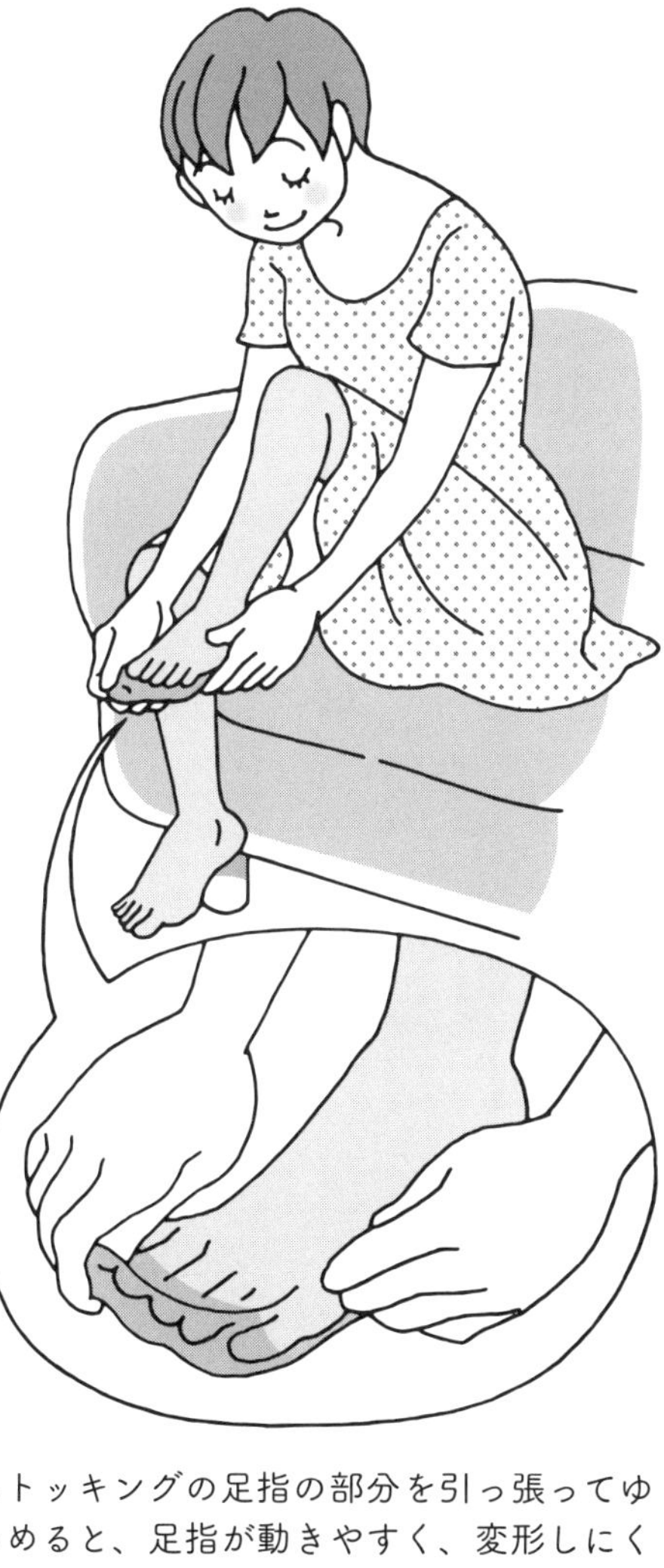

ストッキングの足指の部分を引っ張ってゆるめると、足指が動きやすく、変形しにくくなる

健康増進に役立つ5本指靴下

足指を守り、健康増進に大いに役立つ「5本指靴下」は、まさに理想の靴下です。**1本1本の足指が動きやすく、外反母趾や内反小趾、屈み指などになりにくい**うえ、ほかにもさまざまなメリットがあります。

指が分かれていない通常の靴下は、手でいえば、指が分かれていないミトン（手袋）のようなものです。ミトンがいけないというわけではありませんが、足の指のことを考えれば、靴下の中でいかに動かしにくく不自由な状態にあるかがおわかりいただけるでしょう。足指がほとんど動かないうえに、外圧でどんどん変形していく弊害は、はかりしれないものです。

5本指靴下の中でも、理想は次の通りです。

- **足指が末広がりの形に分かれていて、指をまっすぐに伸ばせるもの。**
- **土踏まずなど、足の「3つのアーチ」がしっかり持ち上がるもの。**
- **やわらかいツルツルした素材ではなく、吸湿性のある綿素材のもの。**

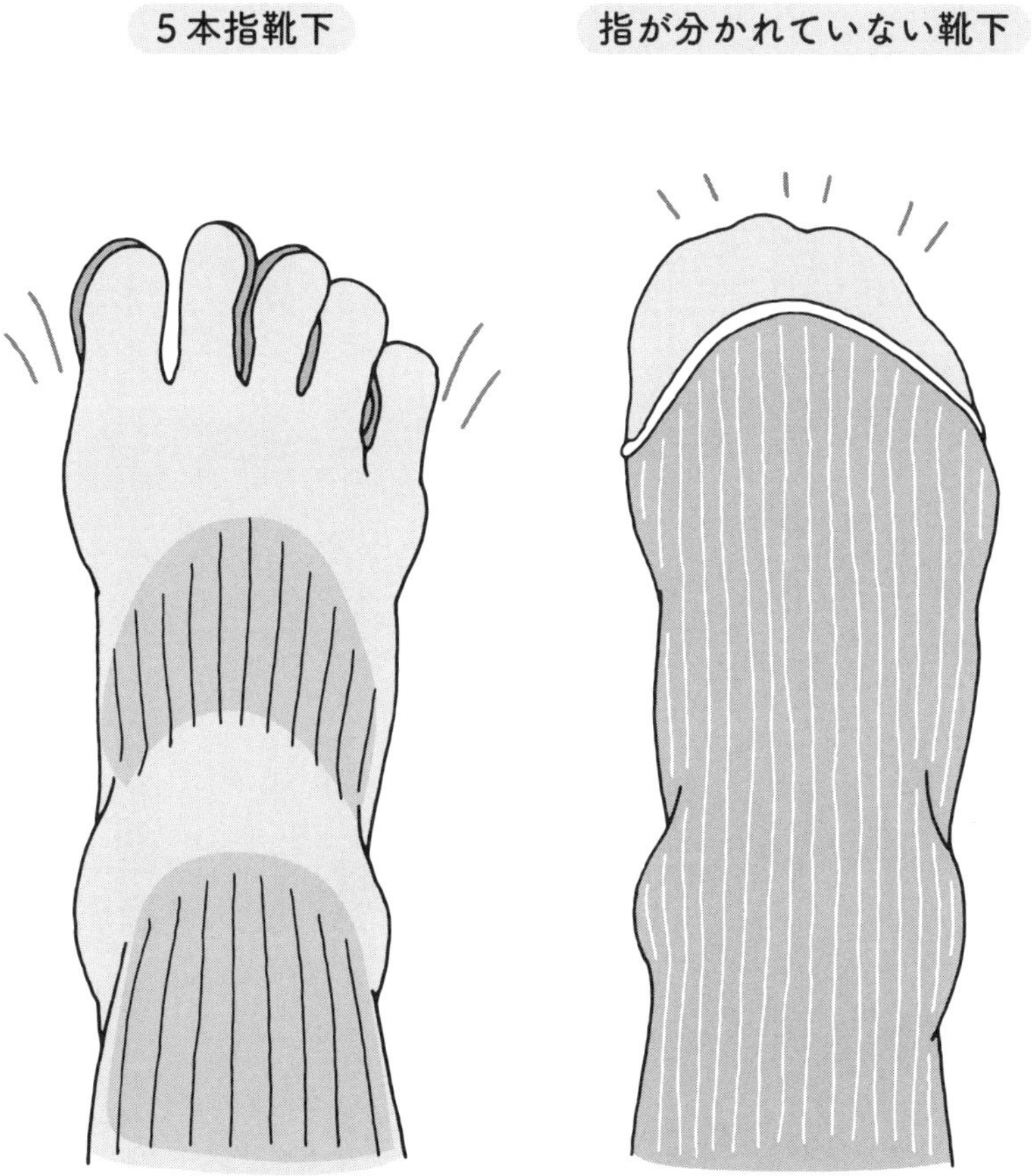

足指が動きやすい

足指が動きにくく、
外圧で変形しやすい

5本指靴下で、指が使いやすくなる

5本指靴下を着用するときは**足指の先から足指の根元までぴったりと入れる**と、より足指を1本ずつ動かしやすくなります。

理想の5本指靴下が見つかったら、着用した状態で3章のストレッチやトレーニングをぜひ行ってみてください。靴下のおかげでうまく指が分かれて使いやすくなり、効果をより実感していただけると思います。

そして「5本指靴下」と、「足に合う靴」がそろったら、115ページを参考に、ぜひウォーキングを生活に取り入れましょう。5本の指でしっかり地面を踏みしめて歩くと、それだけで非常に気持ちよく感じられるはずです。

さらに足指が伸びてよく動くことで、足指の筋肉とつながっている「第二の心臓」であるふくらはぎの筋肉も活発に働くようになります。

たかが靴下、されど靴下。将来にわたって元気に歩き続けるためにも、ぜひ靴下にも気を配ってみてください。

きれいな立ち方のために

足指を伸ばし、バッグを持つ手は左右均等に

高齢の患者さんの中には、かなり腰が曲がっている方もいらっしゃいます。そうした方でも「ゆびのば体操」をしばらく続けていただくと、だんだん腰が伸びてきます。中にはほぼまっすぐに立てるようになった90代の方もいます。

屈んでいた足指がまっすぐに伸びてよく動き、かかと重心だったのが足の裏全体で体重を支えられるようになると、そもそも腰を曲げる必要性がなくなります。結果として、立ち方も自然ときれいになり、姿勢が整っていくのです。

このことからもわかるように、きれいな姿勢で美しく立とうと思ったら、まずは足指を伸ばすことが近道です。足指が伸びた段階で、ねこ背も反り腰も改善されていきます。

また特に女性の場合、バッグを左右どちらか一方で持ち続けているために、体自体がゆがんでいる人をよく見かけます。**もしも片側ばかりで持っていたとしたら、意識して左右を均等に使うようにしてください。**

例えば、月曜日、水曜日、金曜日、日曜日は右で持ち、火曜日、木曜日、土曜日は左で持つ……などと決めておいてもいいですし、信号で立ち止まるたびにバッグを持ち替えるなど、目印やタイミングを自分で決めて、それを習慣づけてもいいでしょう。

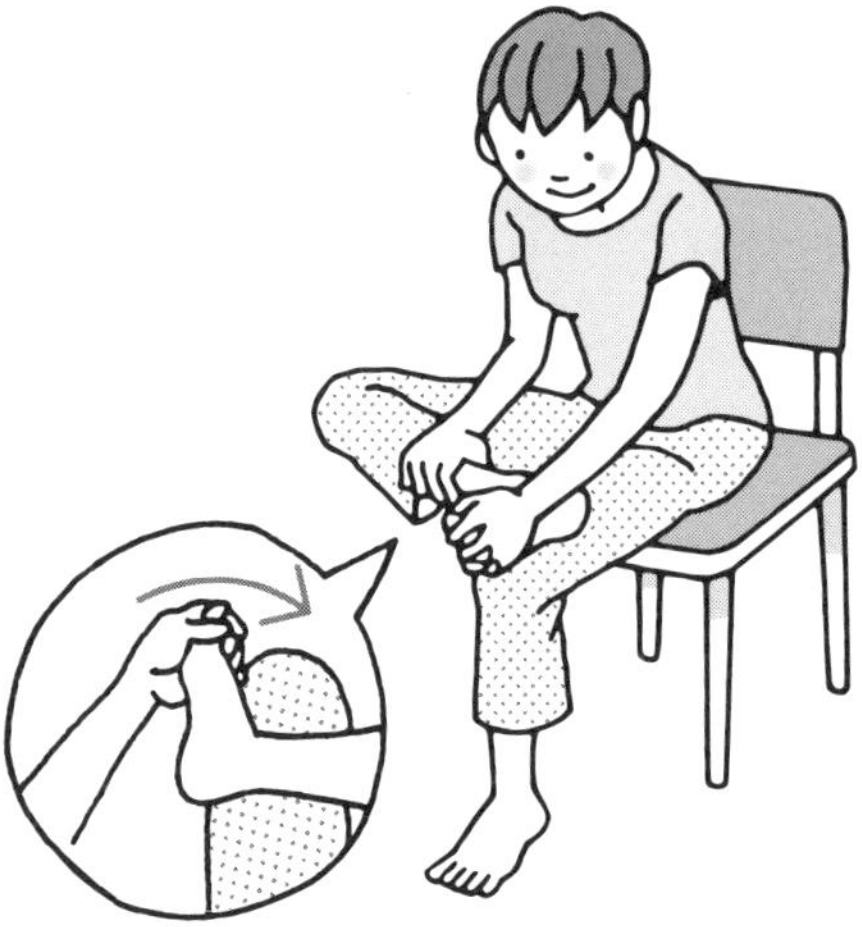

足指のストレッチでねこ背・反り腰も改善されていく

ウォーキングで足指・足腰を鍛えよう

足指を伸ばした歩き方を習慣に

ストレッチで足指が伸びてきたら、それを定着させるために、足指が伸びた状態でウォーキングをしていただきたいと思います。

足の指で地面を踏みしめて歩く感覚を体にしっかりと覚えさせることが重要です。忙しくてわざわざウォーキングの時間が取れなかったとしても、朝の家事を始める前や、外出する前に足指のストレッチをするだけでも運動効果が上がります。

「足指をストレッチして伸ばしてから、歩く」。これを日々のルーティンに取り入れ、より健康な体を目指していきましょう。

歩き方には、大きく分けて「小股歩き」と「大股歩き」があります。クリニックでは、それぞれのよさを生かし、両方行うことを推奨しています。

小股歩きで足指を鍛える

足指を動かすためには、小股歩きを行うのが効果的です。小股で歩こうとすると、足指でグッと押し出さなければ、体が前に進まないからです。小股歩きをすることで、足指を使う習慣が身につくとともに、足指の筋肉も鍛えられていきます。

小股歩きをするときは、「後ろ歩き」をするときと同じくらいの歩幅を意識してください。足指をしっかり使って歩くことで、ふくらはぎの筋肉もよく動くため、「第二の心臓」としての血液のポンプ機能も高めることができます。**ふくらはぎだけでなく、すね周りの筋肉もよく使うようになり、むくみの軽減や足のだるさの改善にもつながっていきます。**

また、現時点で体のどこかに痛みがある方や高齢の方は、着地の衝撃がひざや股関節に響く大股歩きではなく、小股歩きにすることで運動を続けやすくなります。腰への負担も少なくて済みます。

大股歩きでヒップアップ

足指が伸びたことで、徐々に運動しやすい体になったら、足腰のさまざまな筋肉が鍛えられる大股歩きもぜひ併せてやってみましょう。小股歩きとはまた違う部位を活性化することができ、カロリーを消化しながら筋力を高められます。

大股歩きをするときは、通常の歩幅の1・5倍くらいで歩くようにします。大股で歩くことで、お尻の筋肉である大殿筋《だいでんきん》や、股関節の筋肉である大腰筋《だいようきん》をよく使うようになります。

大股歩きは「ヒップアップ」の効果が高く、クリニックで指導するときには、**「お尻で歩いている意識を持ってください」**と説明しています。お尻がキュッと上がって足が長く見えるようになることも、足指が伸びたことで得られる副産物といえます。

将来にわたってできるだけ長く自分の足で歩き続けるためにも、大股歩きという「いつでもできる筋力トレーニング」を日常生活に取り入れてみてください。

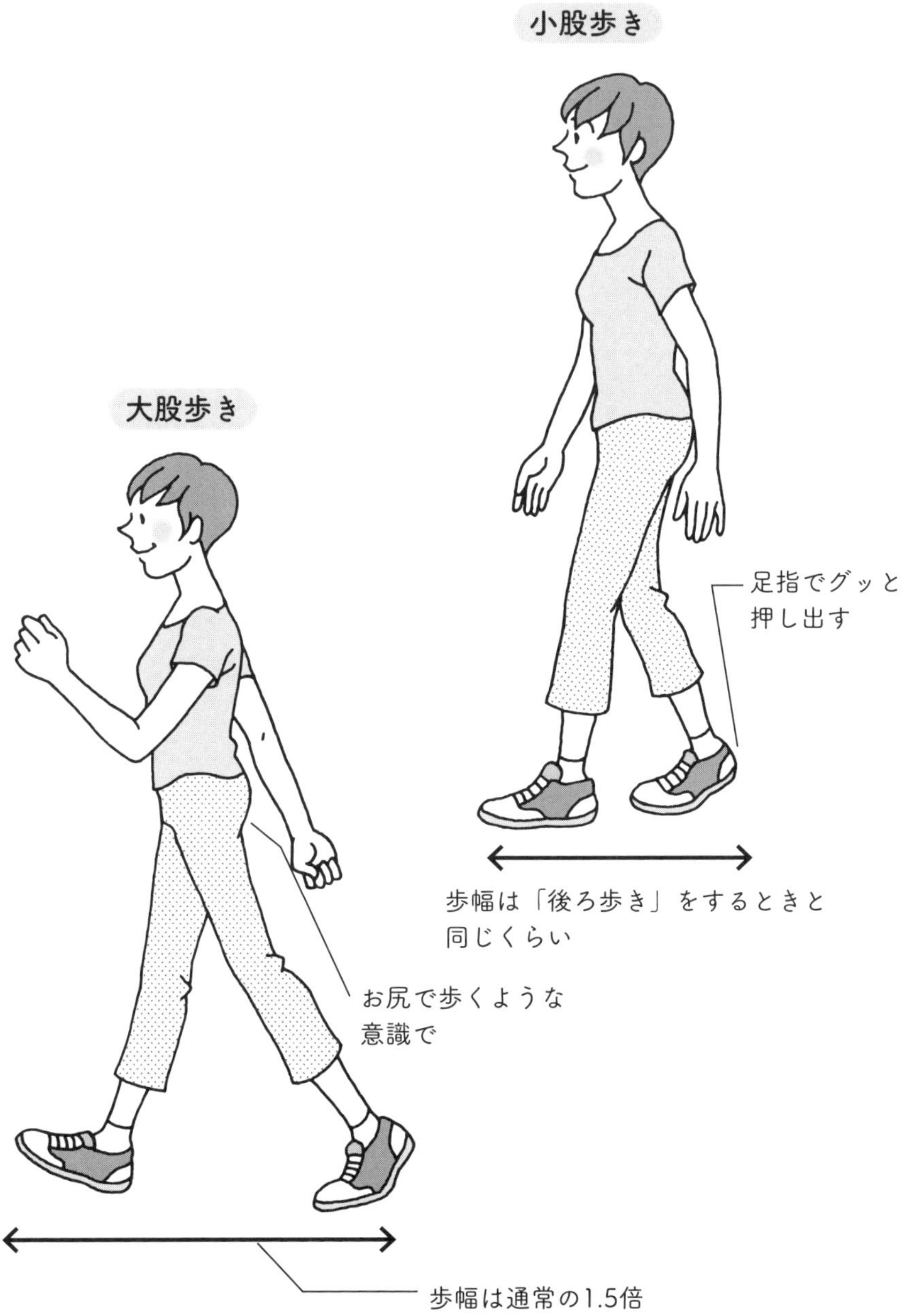
小股歩き
足指でグッと
押し出す
歩幅は「後ろ歩き」をするときと
同じくらい
大股歩き
お尻で歩くような
意識で
歩幅は通常の1.5倍

足の爪の切り方

「深爪」は禁物

足の爪の手入れに関しては、**とにかく「深爪」をしないことが大事です。**
巻き爪の項でも述べましたが、足の爪の役割は、指先の肉を上から押さえることです。爪よりも指先の肉のほうが前に出ていると、歩行時に地面から受ける圧力に肉が押し返され、地面を後方に蹴って前進する力が弱まってしまいます。つま先から地面に対して、しっかりと力を伝えられるように、爪は肉を覆うだけの長さが必要なのです。

これを踏まえて、**爪を切るときは、爪より前に指先の肉が出ないことを目安にしてください。**まだ白い部分が残っていると、どうしてもそこまで切りたいと思ってしまいますが、そこは我慢が必要です。爪が指先を押さえられる状態をキープしておけば、ウォーキングもいっそうやりやすくなるでしょう。

これは巻き爪の場合でも同じです。どうしても切れるところまで切りたくなりますが、爪は指先の**肉の先端が出ない範囲で切るようにしてください。**

また、爪を切るときには、爪の色や様子もチェックしてほしいと思います。

爪は本来5本とも同じ色のはずです。しかし、特定の指がいつも黒ずんでいる、1本だけ異様に爪が分厚い、特定の箇所にだけ水虫が生じるなどといった症状がある場合、その部分に何らかの「外力」が加わっている可能性があります。そういう視点でチェックすると、現在の生活習慣における問題点が見つかるかもしれません。

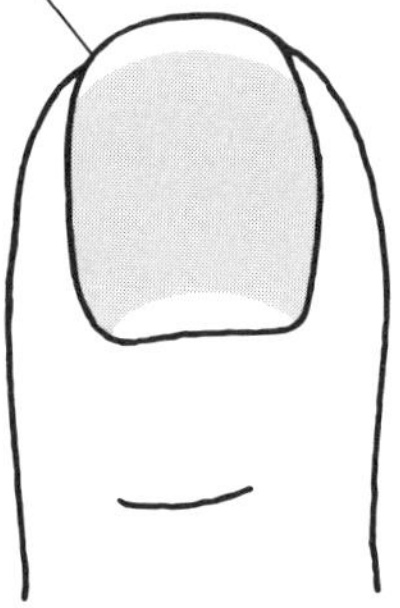

女性の下半身太りと足指との関係

●足指が使えていないと体は代わりの場所でバランスを取る

「下半身太り」を気にしている女性は多くいらっしゃると思います。**下半身太りになってしまう原因の一つとして、「足の小指がうまく使えていないこと」が考えられます。**

足の小指は、踏ん張って体のバランスを取るストッパーであると1章などでも説明しました。小指が使えずそのストッパー機能が十分に働いていないとすると、どこかほかのところで補う必要性が生じます。

そこで、体を支えるために、太ももの両サイドの筋力によって体のバランスを取っている可能性が高いと考えられます。足の小指が変形している患者さんには、太ももの両サイドが太くなってパンパンに張っている方が多く見られます。**足の小指が踏ん**

張れていない状態が続いたことで、それをカバーするために太ももの外側に余計な力がかかり、筋肉が発達して硬くなってしまうことがあるのです。

また、足指が変形してうまく使えていないと、かかと重心になりやすくなります。かかと重心になると、歩行の際に働くはずの「お尻」の筋肉も使われにくくなり、結果として、お尻にも脂肪がつきやすくなったり、重力に負けて垂れやすくなったりするのです。

足指のストレッチで足指の変形が改善し、小指も使ってしっかりと地面を踏みしめられるようになると、だんだん太ももの張りが解消し、お尻の位置も高くなっていきます。

足指が変形している場合

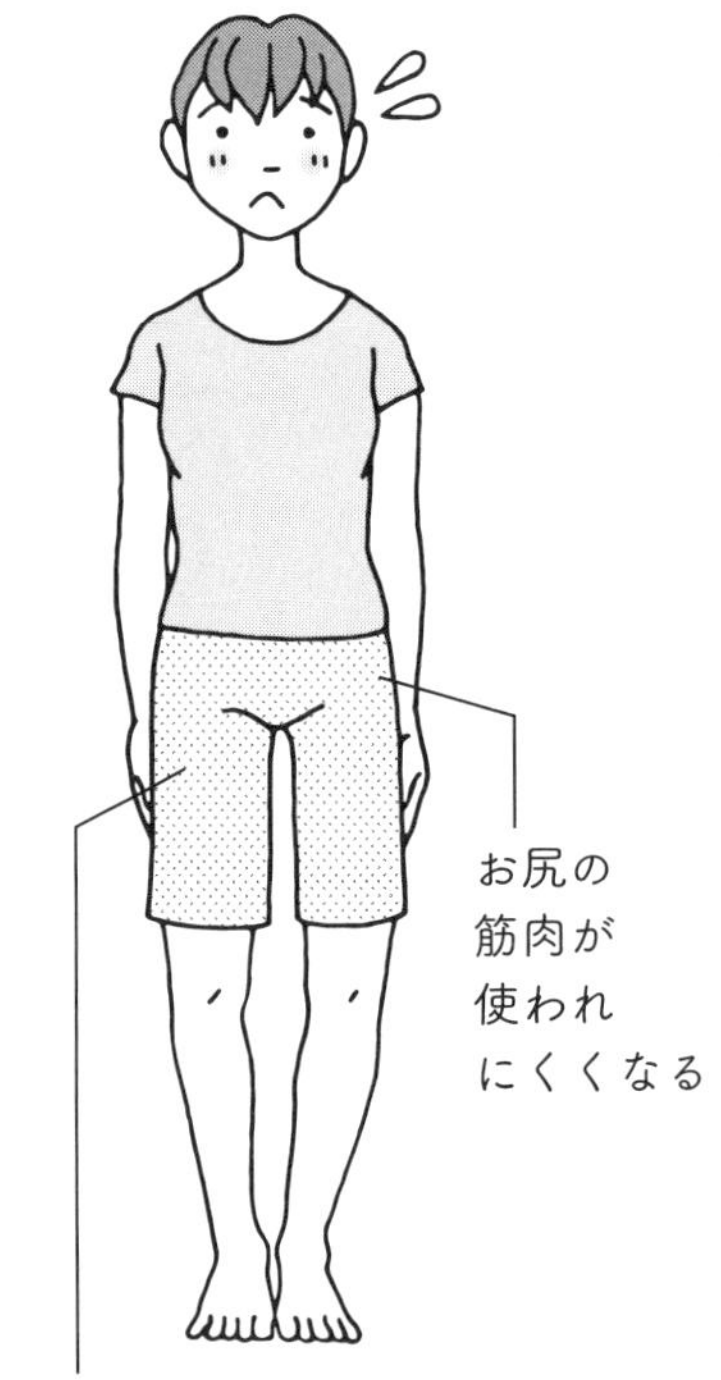

お尻の
筋肉が
使われ
にくくなる
太ももの外側に
余計な力がかかって
筋肉が硬くなる

顔のむくみも足指のストレッチですっきり

足指が変形して動きが悪くなると、ふくらはぎのポンプの働きが鈍って足に「むくみ」が出ることがあります。そんなときは、下半身だけでなく上半身も同時にむくんでいることが多いものです。

過去に、クリニックで足指の変形改善の指導をした患者さんが、足のむくみが取れたと思ったら、だんだん顔のほうもすっきりとして、どことなく顔つきが変わったことがありました。一重《ひとえ》まぶただった方が二重《ふたえ》まぶたになったこともあります。

これらは、足指が伸びてよく動くようになり、ふくらはぎのポンプ機能がしっかり働くようになった結果、血流やリンパの流れが劇的に改善し、それが全身に波及したと考えられます。

足指を伸ばして顔がすっきりするというのは、意外に感じられるかもしれませんが、人間の体における足元の重要性、足指の全身への影響力はそれほど大きなものなのです。

「末端」の大切さを見直そう

末端の治療をおろそかにしてはいけない

ここで、医療・治療に対する私の考え方についてお話ししておきたいと思います。1章でも、痛みが出ているところと、痛みの原因となっているところは異なることがある、と説明しました。それと関連して、「末端」と「中枢《ちゅうすう》」という概念も交えながら考えてまいりましょう。

例えば脳、心臓、胃、腸、肺など、体の「中枢」の病気は、非常に重要度が高いとされ、高度な医療が施されています。新しい医療技術や医薬品も次々に開発されます。もちろん、脳や心臓その他の中枢が重要であることに異論はありません。しかし同時に、体の「末端」「端っこ」についても、十分に注意を払う必要があります。

これまでさまざまなお話をしてきたように、「足の指」という「末端」が崩れることで、体全体が影響を受けることがわかっています。ところが足の指など、世の中の大半の人たちはほとんど気にも留めていません。

しかし、足指のケアをおろそかにすると、最悪の場合、歩けなくなったり、体中の血行が悪くなったりして、生活の質を低下させることにつながってしまいます。

だからこそ、「末端」を軽視するべきではないのです。末端から体のあちこちが悪くなるということは、原因となっている**末端を治せば、高い確率で人は元気になることができる**のです。医療においてこの視点を欠いてはならないと思います。場所は末端でも、健康問題としての重要度は非常に高いのです。

「常識」という壁もあります。女性は足にタコができるのは当たり前、爪が変色するのは当たり前、歳を取ったらひざが痛くなるのは当たり前、といった具合に、多くの人が「当たり前」だと決めつけて、早々《はやばや》と諦めているように思います。

もちろん高齢になったら、体のどこかに不調が出やすくなるのは仕方がありませんが、実は「足指」という「末端」からのアプローチで、かなりの程度まで健康を回復することができるのです。今後も「末端」の重要性を広く訴えながら、よりよい治療に取り組んでいきたいと考えています。

鼻呼吸のための「あいうべ体操」

「口呼吸」から「鼻呼吸」に切り替える意味

3章で紹介した足指のストレッチやHIIT《ヒット》などのほかに、クリニックで力を入れているのが、私が推奨する**「あいうべ体操」**です。本書のメインテーマである「足指」とは反対側の末端ともいえる「舌」の改善は、体調の維持向上に非常に大きな効果があると自負しています。本書に出合ってくださった皆さんにもぜひお伝えしたいと思います。

「あいうべ体操」は、ふだん**「口呼吸」をしてしまっている方に、「鼻呼吸」に切り替えていただくための簡単なエクササイズ**です。

鼻で呼吸をすると、吸い込んだ空気は線毛や粘膜というフィルターを通り、その際に異物がろ過されます。さらに副鼻腔《ふくびくう》を通りながら加温、加湿されてから肺に入っていくのです。つまり肺に入れる前に**「体内に取り込んでも大丈夫な状態」**にしているわけです。

これに対して口で呼吸をすると、乾いた冷たい空気がダイレクトに肺に入っていきます。フィルターを通していないので、どんな異物やウイルス、細菌などが混入しているかわかりません。

そのため日頃から口呼吸をしている人は、常に健康を害する恐れに直面しているといえるでしょう。それを鼻呼吸に切り替えるだけで、大幅にリスクを軽減することができるのです。

○ 鼻呼吸

鼻の線毛や粘膜を通って
異物がろ過される

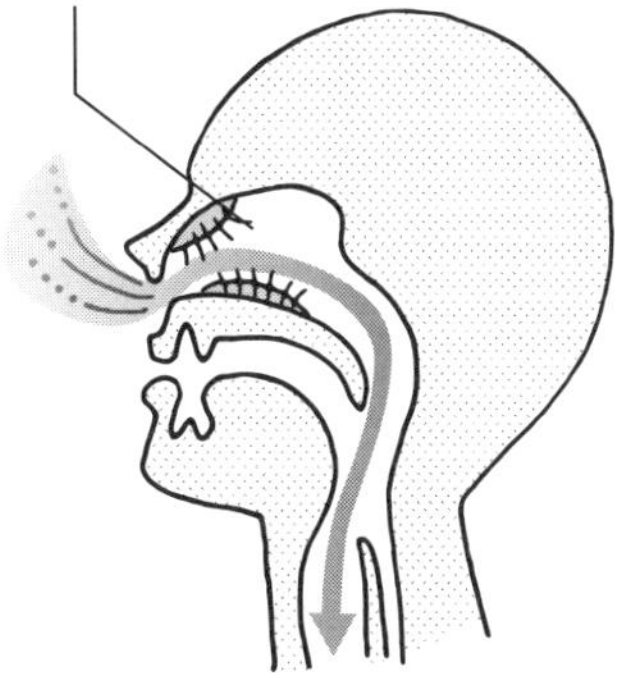

空気は鼻の奥で加温・加湿されてから肺に入る

× 口呼吸

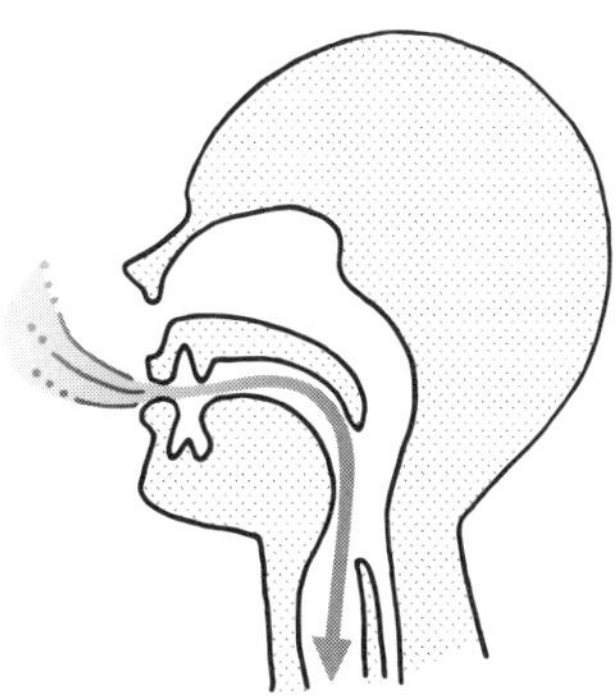

空気は乾いて冷たいまま
ダイレクトに肺に入る

あいうべ体操をやってみよう

なぜ、決して少なくない人たちが「口呼吸」をしてしまうのでしょうか。

大きな理由は「舌」の力が弱く、通常の位置よりも下に下がって口の中に隙間ができてしまい、さらに口が常に少し開いた状態になっていることです。

この下がった舌を正しい位置に戻し、口を閉じ、鼻呼吸に切り替えるためのエクササイズが「あいうべ体操」なのです。手順は次の通りです。

あいうべ体操

①「あー」という形に口を大きく開きます。

②「いー」という形に口を大きく横に広げます。首に筋が張るまで開いてください。

③「うー」という形に口を強く前に突き出します。

④「べー」と、自分のあごをなめるくらいの勢いで舌を出します。

①から④の動作を1セット、毎食後に10回ずつ、1日合計30回行ってください。

「あー、いー、うー、べー」と、それぞれ声は出しても出さなくても構いません。

あいうべ体操

①

口を「あー」という形に大きく開く。

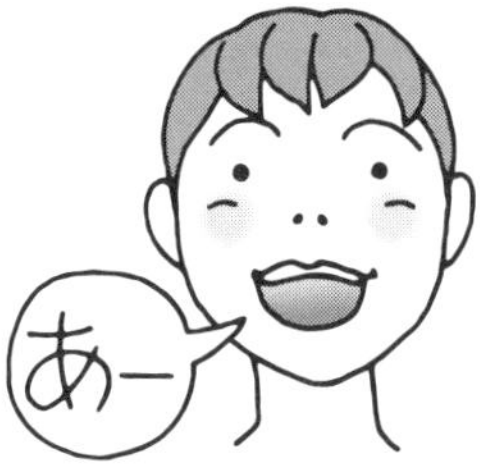

②

口を「いー」という形に大きく横に広げる。
首に筋が張るまで開く。

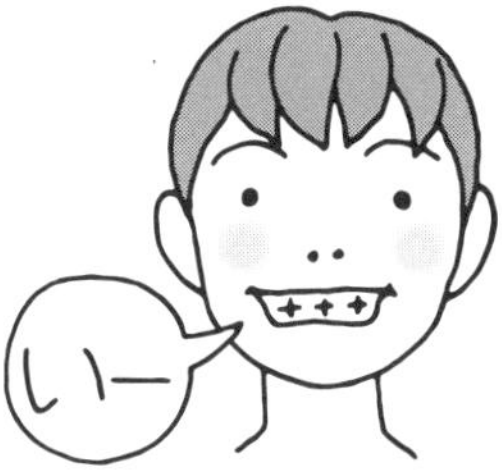

③

口を「うー」という形に強く前に突き出す。

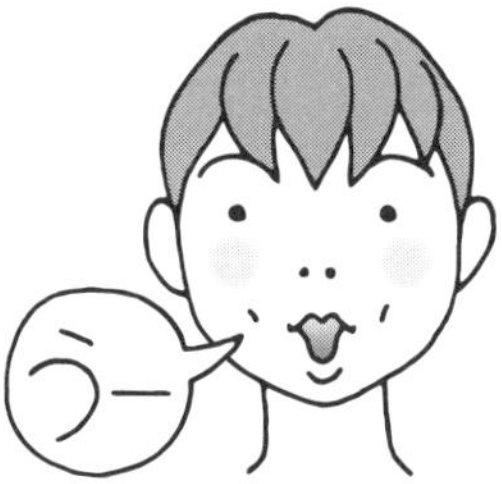

④

舌を「べー」と、自分のあごをなめるくらいの勢いで出す。

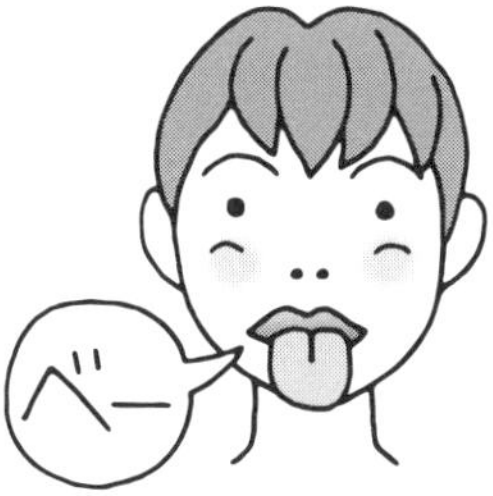

あいうべ体操で健康増進

あいうべ体操を行って「口呼吸」から「鼻呼吸」に切り替えることで、さまざまな効果が得られます。主な効果をピックアップしてみましょう。

①アレルギーを防ぐ

アレルギーの根本原因はいろいろな説がありますが、「口呼吸によって慢性扁桃腺《へんとうせん》が引き起こされ、口や鼻の周りのリンパ組織が免疫異常を起こすこと」が、アレルギー発症に関与していると考えられています。鼻呼吸によって、このリスクを軽減することができます。

②インフルエンザなどの予防

鼻呼吸をすることで、前述の「フィルター効果」が得られるため、インフルエンザや風邪などにかかりにくくなります。口呼吸をすると、ウイルスを直接吸い込んでしまうため、これらの病気にかかるリスクが上がります。

　また、口から冷たい空気を吸うことで、気管支が収縮し、喘息《ぜんそく》の発作が起きやすいことがわかっています。鼻呼吸で空気を温めてから吸い込めば、喘息発作のリスクを低くすることができます。

③うつ病など心の病への効果

　呼吸は自律神経に大きな影響を与えます。口呼吸は「浅く速い呼吸」になりがちで、このような呼吸は交感神経を優位にしてしまいます。

　対して鼻呼吸は「深くゆっくりした呼吸」になりやすく、このような呼吸は副交感神経を優位にするため、精神的に落ち着くことができます。うつ病、パニック障害、倦怠感《けんたいかん》、慢性疲労症候群などにも効果が期待できます。

　「あいうべ体操」は、これまで学校や高齢者施設などでも取り入れられています。小学校では児童の欠席日数が減り、高齢者施設では入所者が熱を出す確率が下がったそうです。実際に成果が出ている簡単な体操を、ぜひお試しいただきたいと思います。

「ムダに燃える体」を作ろう

●足指を伸ばし、エクササイズを通して脂肪の燃焼効率を高める

私たちは毎日食事を摂《と》り、呼吸によって酸素を吸収しながら生きています。摂った栄養素や酸素が最終的にエネルギーになるのが、全身の細胞の中にある「ミトコンドリア」です。ミトコンドリアの中では、食べ物の栄養分や酸素を材料にして「ATP」という物質が作られています。このATPがミトコンドリアの外に放出されて、エネルギーを生み出しているわけです。私たちの体内で、ATPは1日に60～70キログラムくらい作られるとされています。そのATPが生み出したエネルギーが、私たちの体を動かし、脳を働かせているのです。

ところが年齢を重ねると、細胞の中のミトコンドリアの質が下がり、量も減っていってしまいます。そして食べた物が効率よくエネルギーにならず、脂肪として溜

まっていくようになります。この脂肪をなんとか燃やして減らしたいわけです。

脂肪をたくさん燃焼させる方法としては、**「ミトコンドリアの中にあるＵＣＰ（脱共役たんぱく質）という物質を増やす」**という方法があります。ＵＣＰは、体内に溜まった脂肪を、「燃焼して」なくしてくれる物質です。本来ＡＴＰの材料になるはずの脂肪を、熱にして消費してくれるのです。

「エネルギーを作っていない」という意味で、体としては「ムダに燃えている」ことになるわけですが、私たちにとっては、「余分に溜まった脂肪を減らしてくれる」という「いい仕事」をしてくれることになります。

脂肪をどんどん燃やしてくれるＵＣＰを増やすには、ハードなエクササイズを行うしかないといわれていましたが、ここにきて、より楽なエクササイズでも増えることがわかってきました。

そのためにクリニックでは、手軽に4分でできるＨＩＩＴや加圧トレーニングを導入し、健康な体づくりを推進しているのです。足指を伸ばして動ける体を作り、ＨＩＩＴなどで脂肪の燃焼効率を高めて、いつまでも元気で健康に暮らしていただきたいと願っています。

おわりに

みらいクリニックでは、「足育」と「息育」という2つの「そくいく」を軸に、「病気にならないいのちの土台づくり」を目指して日々奮闘しています。

息育とは、本文で取りあげた「あいうべ体操」を含む「呼吸」の改善です。口呼吸がもたらす健康被害を最小化するだけでも、人間の病気の何割かは減らせると考えています。

足育については、本書でくわしく述べた通りです。まだまだ一般には意識が広がっていない「足指の変形問題」を広く訴えていくことで、足指に起因する健康被害を最小化できれば、主に中高年の生活の質を著しく向上させることにつながるのではないかと考えています。

「足育」も「息育」も、いずれも「上流医療」です。

上流とは「川の上流」という意味です。例えば高血圧の人に対して降圧剤を処方するのは、上流医療ではありません。高血圧という症状が現れた根本原因を解決していないからです。もちろんそのときの病状によって、降圧剤が必要となる場面もあるでしょう。しかし、その人にとっての「本当の健康」のためには、高血圧の原因そのものを特定し、そこにアプローチすることが必要なのです。そうしなければ、薬でいったん下がった血圧が再び上がるのは時間の問題です。

曲がっていた足指を伸ばすという上流医療を施すことで、ひざ痛、腰痛、血行障害、むくみ、冷え性、便秘など、さまざまな不調を改善していくことができます。屈み指が血行障害を引き起こし、それが原因で高くなっていた血圧が下がった患者さんも実際にたくさんいらっしゃいます。

また、口呼吸から鼻呼吸に切り替えるという上流医療を施すことは、アレルギーやインフルエンザなど「口から侵入する病気」の予防につながります。

長い目で見れば、これらの積み重ねによって基礎疾患のない(少ない)体を作っていくことが、より大きな病気のリスクを下げることにもつながるのではないでしょうか。病気を防ぐためだけでなく、皆様の日常生活がより快適になるよう、「ゆびのば」と「あいうべ」を合言葉に励んでいただくことを熱望します。

今井一彰

〈著者略歴〉

今井一彰（いまい・かずあき）

みらいクリニック院長。内科医。東洋医学会漢方専門医。日本病巣疾患研究会副理事長。

「病気にならない体と一生歩ける足があれば、人生は幸せ」の考えのもと、「足育」と「息育」の２つの「そくいく」を提唱し、「医師と薬に頼らないセルフケア」を目指している。現在までに１万人以上の足と足指を診察してきた。足指のゆがみを治す「足指のばし」は、誰でも簡単にできるセルフケアとして、全国500以上の保育所や小学校、医療機関、介護福祉施設のほか、熊本や北九州の災害避難所でも採用されている。

著書に『足腰が20歳若返る 足指のばし』（かんき出版）など多数。

装幀　小口翔平＋三沢 稜（tobufune）
イラスト　よしのぶもとこ
組版・本文デザイン　朝日メディアインターナショナル株式会社
編集協力　石田 力
　　　　　森末祐二

外反母趾・内反小趾・屈み指・モートン病
ツラい女性の足指の痛み・変形はこうして改善する！

2020年９月24日　第１版第１刷発行
2021年11月25日　第１版第３刷発行

著　者　今井一彰
発行者　村上雅基
発行所　株式会社PHP研究所
　京都本部　〒601-8411　京都市南区西九条北ノ内町11
　〔内容のお問い合わせは〕教育出版部 ☎075-681-8732
　〔購入のお問い合わせは〕普及グループ ☎075-681-8818
印刷所　凸版印刷株式会社

ISBN978-4-569-84790-0